U0397443

与痛苦和解

摆脱自伤的心理指导

［美］金·L. 格拉茨 博士
Kim L. Gratz, Ph.D.

［加］亚历山大·L. 查普曼 博士
Alexander L. Chapman, Ph.D.

著

邓雪滨

译

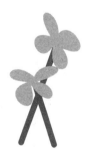

华东师范大学出版社
·上海·

图书在版编目(CIP)数据

　　与痛苦和解:摆脱自伤的心理指导/(美)金·L.
格拉茨,(加)亚历山大·L.查普曼著;邓雪滨译.
上海:华东师范大学出版社,2024. —ISBN 978-7
-5760-5177-3

　　Ⅰ.R395.2

　　中国国家版本馆 CIP 数据核字第 2024W1X989 号

与痛苦和解:摆脱自伤的心理指导

著　　者　[美]金·L.格拉茨　[加]亚历山大·L.查普曼
译　　者　邓雪滨
责任编辑　白锋宇
责任校对　张　筝　时东明
装帧设计　刘怡霖

出版发行　华东师范大学出版社
社　　址　上海市中山北路 3663 号　邮编 200062
网　　址　www.ecnupress.com.cn
电　　话　021－60821666　行政传真 021－62572105
客服电话　021－62865537　门市(邮购)电话 021－62869887
地　　址　上海市中山北路 3663 号华东师范大学校内先锋路口
网　　店　http://hdsdcbs.tmall.com

印　刷　者　杭州日报报业集团盛元印务有限公司
开　　本　787 毫米×1092 毫米　1/16
印　　张　16.25
字　　数　197 千字
版　　次　2024 年 10 月第 1 版
印　　次　2024 年 10 月第 1 次
书　　号　ISBN 978－7－5760－5177－3
定　　价　58.00 元

出 版 人　王　焰

上海市杨浦区医学重点学科建设项目(心境障碍科,22YPZB10)

上海市加强公共卫生体系建设三年行动计划学科带头人项目(GWVI-11.2-XD23)

北京市希思科临床肿瘤学研究基金会课题(Y-HS202202-0165)

中文版推荐序一

我是一名从业 20 多年的精神科医生,常年从事心境障碍亚专科临床工作,主要接诊对象是抑郁症和双相障碍患者,而自伤是他们常用的应对抑郁、焦虑等不良情绪的手段。我估计(瞎猜)自己每年在诊室里能看到大约"10000 多条割痕或划痕"。当然我们也有相关科学数据。我们研究团队一项针对国内 3200 多名处于发病期的抑郁症患者的研究结果显示,有 14.1% 的患者在过去 2 周内有过自伤行为(不以自杀为目的)。我披露这个数据的目的不是要渲染自伤这个问题有多严重、防治形势有多严峻,而是想告诉大家,我所理解的自伤是个普遍的临床现象。

但遗憾的是,我跟国内大多数精神科医生一样并没有接受过专业的自伤干预培训(其实我们学界也很缺乏相关专业培训项目),自伤对我们这些专业人员来说依旧充满了不解甚至误解,即本书中所言的诸多"迷思"。第一大迷思就是我们很容易把自伤和某种精神疾病划上等号,比如看到自伤就想到抑郁症或双相障碍,看到抑郁症患者的自伤就想到边缘型人格障碍。这固然跟某些直觉性临床思维(在基于全面病史采集和审慎临床推理的分析性临床思维启动之前就快速形成的一种临床思维模式)有关,但更重要的是精神科医生手里的"武器"太少了:如果不给自伤者贴上某个疾病诊断标签继而"对症下药",我就没办法处理自伤问题。精神科医生的第二大迷思是,自伤是一个需要跟自杀相提并论的临床风险,即"自伤等同于自杀"。对此,我个人的体会是把相对较低的临床风险判定为较高的风险可以增加医生的"安全感",但这是否又会导致患者的不信任态度，或者导致医生不必要的临床决策（如收治住院）呢？

仔细读完《与痛苦和解：摆脱自伤的心理指导》这本书，我觉得自己看待自伤的视角一下子被打开了。自伤有可能是一条显而易见的"症状"，这正如我在临床中经常看到的。自伤也更有可能是一种应对现实困境的行为方式或表达和应对不良情绪的方法，每一个自伤者的背后都可能有一个复杂的生活故事或生活"事故"，它可以发生在生活的多个角落，正如书中所言，自伤者"可能没有任何精神障碍"。本书的作者虽均为心理治疗师，但他们的视角并未过于强调心理学理论或心理治疗技术，在这本书里你看不到如何"高深"的理论讲解或如何"规范"的干预技术介绍。你能看到的是作者用通俗易懂的语言，向读者娓娓道来自伤是怎么一回事、我（自伤者）应该怎么做（书中提供了细致的、简便实用的应对策略）。你还能看到作者开放包容的学术视角，他们并没有忽略可能与自伤相关的生物学因素，而是把可能归属于精神障碍、可能适用于药物治疗的那部分自伤问题解释得明明白白。这种开放和包容在我看来很是难能可贵。你也能看到作者尊重和鼓励的共情态度：当自伤冲动到来的时候，你或许不是每次都能做到不去自伤，但是没关系，只要你愿意不断地尝试不去自伤，你最终就有可能完全停止自伤。

《与痛苦和解：摆脱自伤的心理指导》这本书可以用作自伤者的自助手册，每一个自伤者都可以根据此书提供的方法，结合实际状况，制定出适合自己的自伤干预策略。它也可以用作想要帮助身边自伤者的普通人士的助人指南，让旁观者正确理解他人的自伤行为，消除误解和恐惧心理，改变不恰当的反应，学习合适的应对方法。我也推荐心理咨询师、精神科医生、教师等专业人士阅读这本书，我相信这本书的内容超出了绝大多数心理咨询师和精神科医生对于自伤的理解范畴，书中提供的自伤评估和干预方法也是我们中的大多数人所未能掌握的。广大教师是整天跟孩子们(中小学生)和年轻人(大学生)打交道的专业群体,后者是自伤的易感人群,而且自伤在这两个群体中也具有相对较高的"传染性",教师们如能掌握一些自伤相关的预防和应对方法,那他们帮助和教育的可能就不止于一个孩子,而是一群孩子。

最后,我想写给读者们一句话:自伤不是心理脆弱的表现,每一个自伤者都可以挖掘出停止自伤的潜能!

吴志国

上海交通大学医学院附属仁济医院心理医学科

2024 年 3 月

中文版推荐序二

作为一名精神科医生，提到自伤，我的体会就是"难搞"！一次我询问一个手臂上布满割痕的高中女孩："怎么了？割的时候疼吗？家人知道吗？"她回答："我也说不清楚，就是觉得很难过很想割，不痛甚至觉得有点爽，见血反倒平静了。我并不在意别人的眼光，我还是尽量穿长袖。我爸妈后来知道了，这次缝针还是他们送我去的医院，他们很担心，但我实在控制不住！"

每当在诊室里看到她/他不情愿地卷起袖管，露出或深或浅的新鲜划痕，甚至一道道暗沉的疤痕时，我总是十分心痛。正逢花季，她/他们本应阳光自信、自爱自强，却为何对自己下如此狠手？是一时情绪宣泄、寻求关注，还是有难以跨越的坎？面对这样伤痕累累的求助者，我纠结于该怎样帮助她/他们走出阴霾。

面对自伤，药物治疗和心理治疗的效果有时不尽如人意，患者和家属未必理解配合，医生也很无奈。普通大众很难理解自伤行为及其心理动机；而自伤者也感到非常困惑和无助；反复出现的自伤行为会给家长、老师甚至专业人员带来巨大的心理压力和挑战，可见对自伤行为的理解和干预是如此紧迫。多年来，我很希望有本书能够帮到这个群体，邓雪滨老师的这本译作就是一个很好的选择。

人们大都对自伤所知有限。什么是自伤，她/他们为什么要这么做？除了抑郁症，还有哪些精神障碍导致自伤行为？自伤也有功能吗？人们对自伤有哪些误解？本书第一部分"理解自伤"给出了解答。

面对自伤,更为关键的是如何求助。本书的第二部分阐述心理治疗和药物治疗等综合治疗,着重介绍如何选择适合自己的治疗模式。对于一般读者,有时晦涩的专业字眼往往让她/他们感到迷茫,而本书语言通俗易懂,解读清晰明了,能帮助她/他们更好地了解和应对自伤。

本书的第三部分"自伤的应对策略"则提供了一些应对自伤问题的技能,这对于那些备受煎熬的患者及家属来说,无疑恰逢甘霖,而简单有效的应对策略是改变的开始。

虽然本书是一本心理科普读物,但它让我深有感触。阅读时,我印象最深的两个字是"接纳",接纳自伤行为,同时也接纳自己,这是关键所在。不去评判对错,不要试图永远消灭它,应感受与觉察当下,尝试改变。我相信这本书不仅能帮自伤者找到出路,也会对那些关心和帮助自伤者的人士产生深远的影响。

人生路并无坦途,但从阅读本书开始,我们已经开启告别自伤、放飞心灵之旅了!希望这本书能帮到受自伤困扰的每个人。

冯威

2024 年 3 月于上海

致所有与自伤作斗争的来访者，
你们的勇气和力量是令人鼓舞的。

金·L.格拉茨

致所有曾与自伤作斗争的人，
祝你们获得自由和满足。

亚历山大·L.查普曼

目录

原书推荐序　　　　　　　　　　　　　　　1

致谢　　　　　　　　　　　　　　　　　　5

前言　　　　　　　　　　　　　　　　　　9

第一部分　　　　　　　　　　　　　　1
理解自伤

第一章　什么是自伤　　　　　　　　　　2

第二章　关于自伤的迷思　　　　　　　　12

第三章　导致自伤的因素　　　　　　　　24

第四章　伴随自伤的精神障碍　　　　　　44

第五章　人们为何自伤　　　　　　　　　61

第六章　自伤有"错"吗?　　　　　　　　74

第二部分　　　　　　　　　　　　　91
怎样寻求帮助

第七章　寻求帮助　　　　　　　　　　　93

第八章　心理治疗　　　　　　　　　　　113

第九章　药物治疗　　　　　　　　　　　134

第三部分　　　　　　　　　　　　　　　153
自伤的应对策略

第十章　主动停止自伤，增加成功机会　　　155

第十一章　应对自伤冲动　　　　　　　　　170

第十二章　管理自伤相关情绪　　　　　　　194

第十三章　走向新生　　　　　　　　　　　210

参考文献　　　　　　　　　　　　　　　　217

译后记　　　　　　　　　　　　　　　　　228

原书推荐序

三十多年来，我一直在治疗那些通过割自己、烧自己、扎自己和打自己等行为伤害自己的人。这些行为一般不是为了自杀，但它们往往能有效地缓解痛苦的情绪，如焦虑、悲伤、愤怒、内疚和羞耻。在近三十多年里，关于有意自伤这个令人不安的话题，人们已经发表了数百份研究报告，出版了几十本书。归根结底，对于自伤，人们真正想知道的是——特别是如果他们有这种行为问题——我可以做什么？对于这个基本问题，有一个答案是：阅读本书。

金·格拉茨和亚历山大·查普曼撰写的《与痛苦和解：摆脱自伤的心理指导》，我认为是迄今为止为想了解和停止自伤的人写得最好的书。它主要不是为专业人士而写，而是为那些陷入问题并寻求出路的人而写。

本书给人留下的深刻印象是，它将最新的研究成果转化为通俗的文字，提供了大量的实用建议。格拉茨博士和查普曼博士是著名的研究者，他们受过严格的实证方法学训练，但在这本书中，他们用常识性、易读懂的语言进行叙述。只要读几页，你就会立即感受到他们对自伤者所传递的关怀和尊重。

通俗的语言和非评判性的态度很重要，但本书的真正价值在于它所提供的见解和解决方案。作者对自伤进行了界定，讨论了导致这种行为的原因，并阐述了自伤行为的功能。值得称道的是，作者对自伤生物性因素的论述对于非专业读者是清晰易懂的。如果你曾经对自己为什么一次又一次地实施自伤行为感到困惑和沮丧，那么这本书提供的解释不仅是正常化、令人宽慰的，而且最重要的是能让你保持乐观。

我最喜欢的一章是"关于自伤的迷思"。我们的流行文化倾向于传播有关自伤的错误信息，而且更糟糕的是，会强加各种各样的负面评价。这一章用基于研究的事实消除了最常见的误解。例如，自伤通常不是指自杀，也比"寻求关注"和"操纵他人"复杂得多，有自伤行为并不意味着他/她是"疯子"或"精神病"。这些具有侮辱性的观念应该被永远杜绝。

本书还指出，自 2000 年以来，自伤所涉人群发生了明显的变化。不只是精神专科医院、教养院和特殊教育学校等机构中的临床人群会实施自伤行为，而且这类行为在初中、高中和大学里也变得普遍。这种普遍性说明大量的人处在情绪困苦之中，需要外界的帮助去加以应对。

本书强调自伤是有出路的。作者从一开始就没有假设每个人都想停止自伤——这是大多数人所忽略的。在"自伤有'错'吗？"一章中，他们提供了一系列无可辩驳的关于自伤危害的论据：它可能会让人上瘾，可能会导致比预期更大的伤害，并且可能涉及耐受性和戒断反应。同时，他们也提到了自伤带来的负面的社会后果。我特别认同他们的观点：自伤会使你的"应对肌"（coping muscles）萎缩。也就是说，你依赖自伤的时间越长，就越难放弃，就可能越难发展出更健康的应对技能。尽管作者提出了令人信服的反对自伤的主张，但他们还是让读者自己考虑利弊，并作出决定。

对于那些已经确定想停止自伤的人来说，本书提供了实用的工具和技能，帮助其评估是什么触发了自伤行为，以及如何避免或处理这些触发因素。此外，本书回顾了基于实证的治疗方法，对在哪里和如何寻求帮助的指导也特别有帮助。一些读者可能会惊讶地发现，应对负面情绪的最好方法不是逃离它们，而是充分接触和接纳它们。这个建议是基于一些被证明行之有效的治疗方法，如玛莎·莱恩汉（Marsha Linehan）的辩证行为疗法（DBT）、史蒂文·海斯（Steven Hayes）的接纳承诺疗法（ACT），以及金·格拉茨自己的情绪调节团体疗法。这本书为识别、善待和更好地接纳困扰情绪提供了详细指导。

"应对自伤冲动"这一章是我读过的关于冲动的最详细讨论。它将冲动分解为具体的组成部分，并教导读者如何理解、监测、接纳和处理自伤的冲动。格拉茨和查普曼的讨论实际上也适用于许多其他类型的冲动，如物质滥用、进食、赌博，甚至购物。

本书还提供了许多关于健康应对技能的有用建议，例如：改变支持自伤的想法、对导致自伤的线索保持敏感、使用引导性想象、正念呼吸、表达情绪，以及与他人有效沟通。作者对这些技能的描述非常细致，并不只是点到为止，从而可以让读者快速上手，并成功实施。

毫无疑问，本书给自伤后的干预传递了积极的信息。作者帮助许多具有自伤行为的人克服了难关，他们的成功经验贯穿于整本书。

如果你自己或你身边的人有自伤的问题，那么请帮自己一个忙：不只是阅读这本书，更要使用它。你会发现自己就像在和一个值得信赖的朋友深入交谈，感觉自己被理解，也能听到智慧的建议，同时觉得豁然开朗，准备迎接更美好的一天。

巴伦特·W.沃尔什（Barent W. Walsh），博士
马萨诸塞州中部大桥培训机构执行董事
《治疗自伤：一本实用指南》的作者

致谢

如果没有我丈夫的爱和耐心、来访者的勇气和力量、导师的鼓励和支持，以及合作者的智慧和友谊，这本书是不可能完成的。首先，我想感谢来访者，他们的力量、勇气、热情以及与自伤的斗争促使我在这个领域持续研究下去。在过去的十二年里，与他们一起工作是一种荣耀和幸福。他们一直是（并将继续是）我的研究和治疗工作发展背后的激励，同时也教给我许多关于自伤以及如何从这种行为中康复的知识——比任何事情或任何人都多。无论从哪种意义上看，他们都是幸存者，感谢他们与我分享他们的生活。我也非常感谢我在研究生院的导师，首先是谢丽·康拉德（Sheree Conrad），还有丽兹·罗默（Liz Roemer）。他们鼓励我追求自己的兴趣，并给予我空间、自由和支持。他们的鼓励和智慧是我职业生涯的基石，而丽兹的持续指导和友谊帮助我不断前行。同样，我将永远感谢伊丽莎白·墨菲（Elizabeth Murphy），感谢她的才华、智慧、幽默和友谊。她对自己工作的热情和对我工作的尊重支撑了我多年，我的事业和生活因为认识她而变得更加美好。

此外，我毫不怀疑，如果没有我的朋友、同事和合作者亚历山大·查普曼的贡献，这本书就不会被写出来。他是一位了不起的作家、杰出的研究人员和优秀的临床医生，我很荣幸在过去几年里有机会与他合作。还要感谢新先锋出版社（New Harbinger Publications）出色的编辑人员，尤其是凯瑟琳·苏克（Catharine Sutker）、杰斯·毕比（Jess Beebe）和尼尔达·斯特里特（Nelda Street），非常感谢他们在本书出版过

5

程中给予的支持。

最后，永远感谢我的父母，琳达（Linda）和戴夫（Dave），感谢他们在我人生中所给予的坚定不移的支持和爱；感谢黛西（Daisy），感谢她无条件的爱；感谢我的丈夫和合作伙伴——马特·塔尔（Matt Tull）。实际上，如果没有马特的支持、耐心、智慧，以及心甘情愿地在深夜为我下厨，这本书是不可能完成的。我无法用语言表达对他的感激之情，有他在我的生命中我是多么幸运。

金·L.格拉茨

当金和我完成我们的上一本书《边缘型人格障碍生存指南》（*The Borderline Personality Disorder Survival Cuide*, New Harbinger Publications, 2007）时，我就有了关于这本新书的构想。我们的合作体验非常好，因此，当开始讨论写一本可以帮助自伤者的书时，大家都感到非常兴奋。很幸运，金能成为我的朋友和同事。感谢艾米·瓦格纳（Amy Wagner）博士，是她（早在 2002 年）建议我给她学院的一个学生金发电子邮件，说她的研究兴趣与我相似。早些年在研究生院的时候，我的第一批来访者中有一位在自伤中不断挣扎。通过了解她的挣扎，并在理查德·法默（Richard Farmer）博士的支持性鼓励和指导下，我意识到要把我的研究和临床工作投入到帮助那些陷入痛苦而看不到出路的人的过程中。为更好地推进这项工作，我到杜克大学实习，学习更多关于辩证行为疗法（DBT）的知识。我很感谢从汤姆·林奇（Tom Lynch）博士和克莱夫·罗宾斯（Clive Robins）博士那里学到的一切。此外，我有幸作为博士后与玛莎·莱恩汉博士共事，她是一位富有同情心和才华的科学家和治疗师，是一个很好的典范。我也永远感谢我的来访者，感谢他们允许我进入他们的生活,并教会我如何帮助其他与自伤作斗争的人。我还想感谢出版社的编辑团队(包括凯瑟琳·苏克、杰斯·毕比和尼尔达·斯特里特),感谢他们在本书出版时提供的宝贵反馈。最后,感谢我了不起的妻子凯瑟琳(Katherine),感谢她的爱、支持和鼓励,以及我的家庭和两个漂亮的儿子麦克斯(Max)和奎因(Quinn)。

亚历山大·L.查普曼

前言

    玛琳第一次烧伤自己时是15岁。一开始,她只是单纯地向朋友证明自己很坚强,且敢于这么做。她的朋友约翰一直怂恿她,直到她最终付诸行动。虽然当玛琳这么做时,体验到了一种小小的发泄感和控制感,但她当时并没有多想。大约六个月后,她经历了特别糟糕的一天。那天,她在难受了一周后去看医生,结果被告知怀孕了。不仅如此,当她把这件事告诉男朋友时,他却仓皇逃走。她感到失落、空虚,并对自己让这种情况发生感到愤怒。她完全不知所措,想不出能做什么让自己更好受些。就在这时,她看到了书柜上的打火机和蜡烛。她想都没想就知道要做什么了。

    如果你实施自伤行为,很可能是因为你在很多时候感到特别孤独。你可能会觉得好像只有你在和这些强烈的冲动、情绪波动或失控的感觉作斗争。你甚至可能认为,你是你认识的唯一一个具有自伤行为的人。有时,因为难以停止自伤,你可能会对自己感到沮丧,或者对社会看待自伤者的方式感到难过。实际上,许多自伤者在与这种行为斗争的过程中感到孤立无援。但事实上,你绝不孤单。

你并不孤单

    事实上,自伤是相当普遍的现象。在美国,多达4%的年轻人有过自伤行为（Briere 和 Gil, 1998; Klonsky, Oltmanns 和 Turkheimer, 2003）。而且，有研究发现，自伤在高中和大学可能更加普遍。事实上，一些研究发现，大约 20% 的高中生和高达 40% 的大学生曾实施过自伤行为（Gratz, Conrad 和 Roemer, 2002; Paivio 和 McCulloch, 2004; Zoroglu 等, 2003）。

因此，你并不孤单——这让你感到惊讶，也让大多数研究人员感到惊讶。事实上，自伤现在似乎比以前更普遍。而且，自伤实际上比许多精神疾病更常见，如精神分裂症、双相情感障碍、进食障碍，甚至是抑郁症（尤其是在一些大学生中）。最后，正如我们将在第一章中讨论的，尽管有些人认为自伤是一个"女性"问题，但实际上它在男性和女性中是同样普遍的。

那么，究竟什么是自伤？人们为什么会自伤？哪些因素会导致自伤？谁会进行自伤？自伤者可以做些什么来帮助自己？有哪些治疗方法？如何应对自己的情绪和自伤的冲动？在这本书中，我们回答了这些以及其他关于自伤的问题。

我们把这本书主要献给那些伤害自己的人。我们真诚地希望它能帮助自伤者迈出重要的一步，从自伤中解脱出来，指引他们过自己想要的生活。此外，如果你关心自伤者，或者你是治疗自伤者的专业人士，那么我们也希望这本书能给你一些所需的工具和信息，帮助你更好地工作。

自伤到底是什么？

故意自伤是指一个人故意伤害自己的身体，但并不打算死。自伤的目的是有意对自己的身体造成伤害，不包括像吸烟、吸毒、喝酒、暴饮暴食、催吐或其他可能有害的行为。这是因为在大多数情况下,人们做这些事情并不是为了在当下故意造成伤害。而本书所关注的是人们故意造成自身组织损伤的行为,如割自己、烧自己、打自己、抠自己、咬自己或撞自己的头。通常情况下,人们做这些类型的事情是为了伤害自己,而不是想杀死自己。这就是我们在本书中讨论的自伤的类型,即试图伤害自己,但不是为了杀死自己。

自伤不仅影响受伤害者的生活,也影响他们所爱的人的生活。当你发现所爱的人身上出现疤痕、瘀伤或被严重烧伤、割伤时,这可能会让你感到恐惧。家庭成员和朋友往往不知道如何应对自伤,在某些情况下,他们的反应会使问题更加严重。克服恐惧并走入正轨的最好方法之一,就是弄清楚确切情况。

那我们为什么要写一本关于自伤的书?简单地说,是因为社会上有很多关于自伤的信息,其中有些是不准确的,甚至是有害的。因此,我们想把最优质的信息集中呈现出来,帮助自伤者走上康复之路。

近年来,自伤得到了研究人员和治疗师以及媒体和公众的广泛关注。例如,研究人员正在投入更多的时间研究自伤者的特征以及自伤的可能原因。他们甚至正在研发新的治疗自伤的方法。事实上,如今人们非常关注这种行为,以至于有一群研究人员在 2006 年成立了一个专门研究自伤问题的国际协会——国际自伤研究会(the International Society for the Study of Self-Injury,简称 ISSS)。此外,许多流行的电视剧和电影,如《飞越比佛利》《第七天堂》《十三岁》和《女生向前走》中,都包含了有自伤行为的角色。

一方面,对自伤的关注激增是件好事:因为自伤是一种严重的行为,有越多的人关注它越好。但另一方面,并非所有的信息都是准确的,有时对自伤的描述方式是令人困惑的,且会带来伤害。

事实上，寻找有关自伤的准确信息可能就像在沙漠中徘徊寻找水源一样困难。例如，互联网上有很多信息乍看起来很有帮助，也很准确，但仔细一看，却发现只是一种假象。一些网站甚至鼓吹自伤，这对于试图停止这种行为的人可能是危险的。此外，尽管过去几年中对自伤的研究取得了较大进展，但这些研究通常是在治疗手册和学术论文中进行描述的。如果没有经过专业的培训，人们很难理解这些资料中的信息。

我们研究自伤，也治疗自伤者。我们看到了这种行为对人们生活的影响。它破坏了人际关系，使人难以应对压力，并造成羞愧和情绪波动。因此，我们认为必须尽可能多地掌握最新、有用和准确的信息，以帮助他们理解和克服自伤行为。如果你正在和自伤作斗争，或者正在照顾有自伤行为的人，那么你必须要具有真正理解和可被使用的信息，这便是本书的目的。你可以把它看作是一本帮助人们理解和克服自伤行为的指导手册。

如何使用本书

如果你和关心你的人掌握了准确的信息，那么自伤看起来就不那么令人困惑和害怕了。我们在第一章中清楚地描述了什么是自伤，谁会自伤，人们何时和为何开始自伤，以及人们通常何时会停止这种行为。

在第二章中，我们讨论了关于自伤的各种迷思（myths），提供确切的信息以破除那些有害的迷思。正如你可能知道的，心理健康问题存在着巨大的社会污名现象。社会污名是对不符合社会规范行为的不认可，而对心理健康问题的不认可尤为强烈。有些人认为心理健康问题是由"性格不好"或"意志力薄弱"造成的。还有一些人对周围的人感到紧张，可能会试图避开那些有心理健康问题的人。

自伤当然也不例外。这可能是因为对一些人来说，很难理解为什么他/她会想伤害自己。之所以很难理解,一个原因是,自伤明显违背了我们要保护自己和我们身体的进化本能。另一个原因是,自伤有点像严重的药物成瘾:它背离了社会认可的"正常"标准。而且,当面对自伤时,可见的身体伤害会使一些人感到非常紧张。

人们有时会对自伤者有负面反应,虽然原因可以理解,但这样做当然没什么助益。事实上,对自伤的污名化会使问题变得更糟。例如,自伤者可能会对自伤感到羞耻,并害怕告诉别人这件事;也可能认为自己"有病"或有问题。我们坚持认为,去除对自伤的污名化是非常重要的。在第二章中,我们专门为自伤者提供了可以用来对抗这种污名化的信息。自伤并不是什么"恶心""怪异""病态"的行为,它只是人们习得的依赖行为,在许多情况下是为了应对似乎无法忍受的令人崩溃的情绪。

其他章节(第三章和第四章)介绍了导致自伤的因素,以及通常与自伤相伴随的问题类型,比如抑郁症、焦虑症和边缘型人格障碍。在第五章中,我们会讨论人们自伤的原因或动机,自伤有何作用,以及为什么停止这种行为会如此困难。此外,在第六章中,我们也讨论了与自伤相关的一些问题以及它对生活可能造成的巨大破坏。

总的来说,第一章到第六章的内容会让自伤者清楚地意识到自己在和什么作斗争。自伤者经常会因为这种行为而评判自己,可能会因为自伤而认为自己"很坏"或"有缺陷"。如果你在和自伤作斗争,并且曾经因此而感到羞耻,那么我们希望这些章节中的内容能够帮助你理解你的经历,并且让你明白你并不孤单。

你需要知道怎样得到帮助

如果你想停止伤害自己,那么寻求帮助是非常重要的。然而,要想知道如何获得帮助可能是非常困难的。根据我们的经验，有些人直到因受到严重伤害被送到急诊室时才得到帮助。即使是治疗师和在相关机构提供帮助的人有时也不知道该怎么做。如果你有自伤行为，那么你可能在治疗中有过不良的体验。当你伤害自己时，你的治疗师可能已经吓坏了，或对你进行评判。或者，你可能试图接受治疗，却发现治疗师或治疗项目不接受自我伤害的人。

好消息是，面对自伤有很多有效的治疗方法，而且有专门治疗这种行为的人（像我们一样）。还有许多其他治疗师，虽然他们并不专门研究自伤，但却是很好的治疗师。你只需要找到他们，无论如何都能帮助你。我们将在第七章中告诉你如何做到这一点。我们还介绍了针对自伤的不同治疗方法，包括心理治疗（第八章）和药物治疗（第九章）。进一步了解这些治疗方法，将有助于你找到最适合你的方案。

自伤经常被作为一种应对策略

我们每个人都会习得不同的应对情绪、生活压力或其他困难的行为。我们会通过喝酒、与朋友交谈、接受治疗、做呼吸练习或瑜伽等方法帮助自己感到更平静或减少压力。一般来说，我们都倾向于采用对自己最有效的方法。因此，对于自伤者而言，自伤可能很有效。

问题是，自伤非常容易让人上瘾。如果你有自伤行为，那么有时你可能会觉得自己就像被关在监狱里，无法逃脱或停止伤害自己。事实上，自伤行为似乎有自己的生命，让你很难控制。这是因为它像毒品一样，真的可以让人上瘾，而且可能很难挣脱。

因为自伤的力量如此强大，所以许多自伤者会在戒和不戒之间徘徊。你可能已经注意到自己的这种状况。你也可能注意到，尽管你停止自伤的动机有时会摇摆不定,但当你处于清醒状态时,你确实想戒掉它。努力摆脱自伤可能需要大量的艰苦工作和精力,有时会显得不太可能。对此,我们专门撰写了一章,以帮助你增强停止自伤的动机,并提高成功的几率(第十章)。

自伤者经常与强烈的、似乎无法控制的自伤冲动作斗争。他们可能会花很多时间思考自伤,计划自伤,或试图找时机实施自伤。然而,只要看到小刀、剃刀或蜡烛,他们就会引发势不可挡的自伤冲动。虽然抵制这些冲动往往是巨大的挑战,但你仍然可以做一些事情加以应对。我们将在第十一章中教你抵制自伤冲动的多种技能。

自伤者常说,当情绪不好时,自伤是让他们感觉更好的最快速、最简单的方法之一。正因如此,自伤才会像流沙一样困住他们。努力走出自伤的流沙,从简单快速缓解情绪的诱惑中解脱出来,或者从伤害自己的强大冲动中解脱出来,可能是非常困难的。因为情绪在自伤中的作用如此之大,而且大多数人表示自伤就是为了逃避情绪,所以我们专门撰写了一章,介绍有效应对情绪的技能(第十二章)。其中一些技能来自玛莎·莱恩汉博士(Linehan, 1993b)基于DBT的工作,其他的则来自其他治疗方法[例如金·格拉茨博士的情绪调节团体疗法(Gratz和Gunderson, 2006)以及史蒂文·海斯博士及其同事的(Hayes等, 1999)接纳承诺疗法]。总而言之,我们希望这些技能能够为你提供其他管理情绪的方法,这样你就会觉得自己可能不需要使用自伤来应对这些情绪。

本书为谁而写?

正如前面所提到的,本书主要是为那些伤害自己的人准备的。但是，我们相信，照顾那些自伤者的人，包括治疗师、朋友、家属以及正在学习治疗自伤问题的学生，也会发现这本书很有用。如果你符合以下任何一种情况，那么这本书将特别有帮助。

- 你有自伤行为，想了解更多关于自伤的知识。
- 你想知道如何获得有关自伤的帮助。
- 你经历了强烈的情绪波动，想学习有用的应对技能。
- 你正在接受治疗，想了解更多关于自伤及其原因的内容，以及可以帮助自己的事情。
- 你正在照顾或治疗自伤者，想要一个方便查询的信息来源，告诉你自伤到底是怎么回事。

你可能会注意到，从头读到尾是使用本书最有用的方法。这样，你首先会清楚地明白什么是自伤，然后慢慢地了解如何寻求帮助以及如何应对自伤。但是，你也可以把这本书当作一本"用户手册"，根据需要查看某些章节的信息。无论怎样，我们都希望这本书能带给你所需要的信息，以解决自伤问题，从而促使你朝着生活中对你最重要的方向前进。

第一部分

理解自伤

第一章　什么是自伤

　　丽贝卡坐在黑暗的房间中，她想知道自己到底怎么了。为什么一直在伤害自己？为什么不能停止？她曾无数次告诉自己，"这是最后一次了，不会再这样做了"。然而，当感觉事情失去控制，认为自己一刻也不能再承受痛苦时，她又像飞蛾扑火一样回到原点。问题是，她最后总有同样的感受：羞愧、内疚，而且非常孤独。今夜就像许多其他的夜晚一样，她想知道是否有其他人也在为这个问题挣扎，或者她是否真的像自己感觉的那样疯狂和孤独。

定义自伤

　　究竟什么是自伤？正如我们在前言中提到的，自伤是指在当下人们蓄意地伤害自己的身体，但并不打算杀死自己。不过，为了让你更好地了解我们所谈论的具体内容，我们将在下面详细介绍这一定义的每一部分。

伤害是身体上的

　　这个定义的第一个部分与身体有关。我们可以在心理或情绪上做很多事情来伤害自己，例如对自己说一些刻薄的话，或与不善待自己的人交往。但是，这些行为通常不会造成身体伤害。而自伤是对自己的身体造成伤害，例如割伤、烧伤或擦伤。当一个人有自伤行为时，伤害是可

2

见的。事实上,这也是人们有时更喜欢自伤而不是其他不留痕的伤害行为的原因之一。我们将在第五章中对此进行更多的阐述。

伤害是即刻的

这个定义的第二个部分是:自伤涉及即刻的身体伤害。人们对自己所做的有些事情,会随着时间的推移逐渐损害身体。例如,多年的过度饮酒会损害你的内部器官,危害你的身体健康。同样,贪食症(一种进食障碍)患者反复的暴饮暴食和催吐行为,最终也会损害身体。不过,在这两种情况下,损害通常是在很多个月或很多年之后才会出现。而自伤的目的就是在那一刻造成身体伤害,因此,这是自伤与其他身体伤害行为相区别的一个关键。

伤害是有意的

自伤定义的第三个部分是:它是有意要造成身体伤害的,或者说是故意的。想象一下,如果有人整晚都在喝酒,并试图开车回家。这种鲁莽的行为肯定会导致身体受伤。但是,除非造成身体伤害是这个人决定酒后驾车的全部原因,否则这不会被认为是自伤。如果一种行为要被视为自伤,那么该行为的目的必须是对自己的身体造成伤害。由此可知,尽管酒后驾车这样的鲁莽行为很可能会导致严重的伤害(我们当然不建议这样做),但是因为所发生的伤害是一种意外,所以不被认为是一种自伤的形式。

这也给我们带来了另一个重要的观点:要把一种行为称为"自伤",不仅要把造成身体伤害作为该行为的目的,而且还必须要每次都能确保成功。因此,自伤不同于危险行为,如开快车或不戴头盔骑摩托,这些行为不一定每次都会造成身体伤害。而如切割或燃烧等自伤行为,几乎可以保证每次都会造成直接的身体伤害。

自伤的目的不是自杀

定义的最后一个部分强调的是,自伤者并不是要自杀。许多人把自伤和自杀企图混为一谈,并认为任何一个自伤的人都一定会试图结束她或他的生命。事实上,大多数自伤者是在试图应对他们的生活,而不是结束他们的生活。一些研究人员甚至认为自伤与自杀企图相反,因为有些人用自伤来防止自杀(Favazza, 1998; Pattison 和 Kahan, 1983)。

当前,人们把自伤和自杀混为一谈的原因之一是:它们往往看起来很相似。例如,正如前面提到的,最常见的自伤形式是切割,而这也是一些人为了结束自己的生命而做的事情。因此,当人们看到有人割伤自己时,他们有时会认为这个人一定是试图自杀。而且,当你发现自伤者对自己的伤害比他们想要的更严重时,你会更加困惑。在这些情况下,如果治疗者或亲人不花时间询问行为的目的,就很容易将自伤误认为是自杀企图。这样当然是有问题的,因为自伤和自杀企图需要不同的治疗,若把它们混为一谈,会导致治疗效果不尽如人意。

总之,我们在本书中谈论的自伤,所指的是任何有意的、对身体造成即刻伤害但并不打算自杀的行为。最常见的自伤形式包括割伤、烧伤或咬伤自己;撞击或殴打自己;甚至用力抓或掐皮肤以造成伤害。如果最后两种形式让你感到惊讶,这并不奇怪。我们治疗过一些与自伤作斗争的人,他们都不认为这是自伤,因为这和他们在影视剧中看到的那种自伤(影视剧中通常是割伤自己的场景)不同。通常他们不是割自己,而是掐自己或抓自己,所以他们不确定这类行为是否是自伤的形式。事实上,他们不知道该如何看待这类行为。但是,掐(picking)、刮(scraping)和抓(scratching)肯定是自伤的形式。

这里的要点是：只要让你挣扎的行为是你有意为之，导致直接的身体伤害，而且你并不试图自杀，那么它就是一种自伤行为。如果你想知道你是否在与自伤作斗争，可以问自己以下问题。

- 当下你做的事情是否会马上伤害自己？
- 你的行为是否会造成明显的组织损伤？
- 你是否打算伤害自己？这是你做这些事情的原因吗？
- 你的行为并不是为了杀死自己，对吗？

如果你对这些问题的回答都是肯定的，那么请继续阅读，以了解更多关于你正在挣扎的行为的信息。

自伤普遍吗？

自伤到底有多普遍？正如我们在前言中提到的，美国的几项研究发现，大约有 4% 的成年人在他们的一生中至少有过一次自伤经历（Briere 和 Gil, 1998；Klonsky, Oltmanns 和 Turkheimer, 2003）。尽管 4% 看起来不多，但还是比许多精神障碍更为常见，如边缘型人格障碍（Skodol 等，2002）和一些焦虑症（Kessler 等，2005）。

而且，自伤在高中和大学里好像变得非常普遍。当前，虽然我们不知道它在学校环境中的精确比例，但是一些针对特定高中和大学的研究发现，多达 20% 的高中生和 40% 的大学生说他们至少伤害过自己一次，多达 15% 到 17% 的大学生说他们经常伤害自己（Gratz, 2001, 2006；Gratz, Conrad 和 Roemer 2002；Paivio 和 McCullough, 2004；Zoroglu 等，2003）！如果你对此感到惊讶，这并不奇怪。大多数人在得知高中和大学里自伤如此普遍时都会感到震惊。事实上，在美国、加拿大和欧洲不同学校的研究一再发现类似的自伤比例。

为什么自伤比人们以为的要普遍得多？一些临床医生和研究人员认为与十年前相比，自伤在近几年里更加普遍。虽然不知道为什么会出现这种情况，但有些人认为这与社会传染有关。普遍的看法是，人们的自伤行为是从朋友或兄弟姐妹那里或者从影视剧中观察学习得来。只是因为你认识一个自伤者并不意味着你会开始自伤。但是，我们确实认为，那些正在与自己的情绪作斗争并且不知如何应对的人，如果他们认识那些用自伤来让自己感觉更好的人，则更有可能尝试自伤。事实上，一些高中和大学的辅导员告诉我们，自伤在他们的学校里非常普遍，像感冒或流感一样在蔓延。

总之，最重要的一点是，自伤并不罕见，如果你在和自伤作斗争，你绝对不是孤单一人。

谁会自伤？

"谁会自伤？"似乎是一个相当直接的问题，但研究人员最近才开始回答它，这可能会让人感到惊讶。事实上，就在不久之前，很多人对这个问题的回答都是错误的。为什么这么说呢？在相当长一段时间里，人们认为只有患有边缘型人格障碍（BPD）的人才会自伤。BPD是一种以情绪、思维、关系、身份认同和行为的不稳定为特征的障碍。而且，BPD最常见的症状之一就是自伤（Gunderson, 2001; Linehan, 1993a）。因为自伤在BPD患者中如此普遍，所以曾被称为BPD的"专属行为"（Mack, 1975）。在很长一段时间里，治疗人员和研究人员都认为，自伤只发生在BPD患者身上。

然而,事实证明并非如此。但请不要因此产生误解——自伤在 BPD 患者中仍是很常见的,这可能是因为 BPD 带来的各种情绪波动和生活问题。实际上,多达四分之三的 BPD 患者有自伤行为(Gunderson, 2001; Linehan, 1993a)。但是,现在我们知道,非 BPD 患者也会伤害自己。它可能存在于患有其他各种障碍的人中,包括抑郁症、创伤后应激障碍、分离性障碍、进食障碍和焦虑障碍。我们将在第四章中谈及更多有自伤伴随倾向的障碍。你现在需要知道的是,自伤可能发生在具有不同问题的人身上。因此,如果你有自伤行为,并不一定意味着你有 BPD 或任何其他精神障碍。相反,它只意味着你可能正在与一些艰难的情绪作斗争,并试图使用对你似乎最有效的方式来应对它们。

你可能也想知道自伤在种族、社会阶层或者性别上是否有差异。长期以来,研究人员和治疗师认为只有女性才自伤。他们只是假设男性不会以这种方式伤害自己。这可能是因为大家普遍觉得男性通常向外表达愤怒和攻击性(例如,通过吼叫或打架),而女性倾向于向内表达愤怒和攻击性(例如,通过伤害自己)。现在,虽然有一些研究证据支持这一观点,但认为男性不会伤害自己的观点是完全错误的。事实上,一些研究发现,男性和女性一样会实施自伤,而且会用许多相同的方式(Gratz, 2001; Gratz 和 Chapman, 2007)。因此,我们真的想要强调:自伤不仅仅是女性挣扎的问题,男性也一样。

此外,自伤在其他方面也未显示出差异。不仅女性和男性自伤的几率差不多,而且所有种族、民族和社会阶层的人也是相似的。任何人如果深陷痛苦,并且不知道如何应对,那么都可能会自伤,没有差别。

自伤在青少年和年轻人中是最常见的。它与其他自我毁灭和冲动行为很像,如过度饮酒、进食紊乱。与老年人相比,这些行为在年轻人中往往更经常发生,自伤也不例外。研究发现,自伤在 15 岁至 35 岁的人群中最常见，之后似乎就比较少见了（O'Loughlin 和 Sherwood，2005；Skegg，2005；Welch，2001）。当然，这并不意味着小于 15 岁或大于 35 岁的人不会伤害自己。我们也曾遇到过 30 岁或 40 岁时自伤，或者在 10 岁之前开始自伤的来访者。只不过在小于 10 岁或大于 35 岁的人群中，自伤的情况要少得多。而 50 岁以上还自伤的人就比较罕见了。

虽然我们并不完全确定其中缘由，但大多数研究人员认为这与年老时性激素的变化有关。基本上，由于性激素变化，大多数人随着年龄的增长而变得不那么冲动，变得更加平和。

自伤时间线：何时开始以及会持续多久

大多数人自伤开始于 13 岁或 14 岁。巧合的是，恰是在该年龄，人们开始有更强烈和更激烈的情绪。事实上，由于青春期早期经常出现的情绪波动，很多人发现他们以前管理情绪和应对生活问题的方式不再有效。而且，当旧的应对方式失效时，他们可能会变得特别绝望，以至于考虑使用自伤的方式获得缓解。

当然，你可能想知道人们第一次尝试自伤是什么原因，或他们为何选择自伤而不是其他应对情绪的方式，如与朋友交谈。这可能主要有两个原因。第一个原因是，与社会传染有关。如前所述，如果看到自己的朋友、亲人或媒体人物有自伤行为，而自己正在与情绪作斗争，同时不知如何应对，那么更可能会尝试自伤。看到熟悉或尊重的人伤害自己，让自伤看起来是个可行的选择。

第二个原因是，有些人的第一次自伤是意外发生的。我们的一些来访者记得当第一次意外地伤害自己时，突然意识到这能让他们把注意力从一些不开心的事情上转移开。在那一刻，他们所有的注意力都集中在身体的疼痛上，而不是情绪的困扰。这对某些人来说是一种令人印象深刻的学习，即伤害自己的身体可能会让注意力从不想要的情绪痛苦、窘迫和担忧中转移出来。

不同的人在试过一次自伤后也会有不同的后续结果。有些人在一两年里会实施多次自伤，然后可能因为长大或觉得没意思而不再自伤。这些人可能会自己康复，也可能会在治疗师或所爱的人的支持下康复。

也有一些人总是依靠自伤来应对生活。对他们来说，自伤可能会持续多年，甚至几十年。事实上，对这些人来说，自伤太难逾越而且完全不受控制，甚至比情绪更难控制。它见效如此之快，以至于让人越来越难以抗拒——哪怕是可以通过其他方式加以应对的小问题，他们也还是会使用它。于是，人们会"迷上"自伤，并越来越频繁地使用它。

还有第三类人，可能介于前两类人之间。他们多年来可能只在面对特别困难的事情时自伤。他们自伤的频率不高，甚至可能在很多年里都没有这样的行为。但当事情极具压力时，他们可能会在一段时间内再次自伤，然后试图在压力过后再次停止。

有些人在青春期之前就开始自伤，这是绝对可能的。事实上，有些人早在五六岁时就开始伤害自己。这通常意味着你正在应对很多严重的问题，如虐待、忽视，或其他真正的压力。因此，在儿童时期开始自伤往往意味着自伤会持续更久，并且比那些在之后开始自伤的人更严重，这可能也是符合常理的。

最后，正如前文所述，大多数人会随着年龄的增长而停止自伤。我们很少看到 55 岁左右的人会自伤（尽管有些人会这样做），甚至 40 岁以上的人也不会像年轻人那样进行自伤。尽管如此，但有些人可能会因自伤行为本身挣扎三四十年之久。

怎样应对自伤？

虽然有些人可以自己从自伤中恢复过来，但许多人发现，如果有心理健康专业人员的支持，他们会更容易停止这种行为。正如上文所讨论的，你越是依赖自伤，就越难靠自己的力量来停止。心理健康专业人员不仅可以帮助你尝试停止自伤，还可以教你用其他方法来应对情绪和生活压力，这样你就不会觉得要不得不放弃唯一的应对策略而没有其他替代方式。

我们建议你找一个在治疗自伤方面受过训练和有经验的专业人员。在第七章中我们会指出，许多不同类型的心理健康专业人员都可以治疗自伤，包括临床心理学家、精神病学家、社会工作者、拥有心理学硕士学位的人，以及拥有咨询心理学博士学位或硕士学位的人。这些专业人员中的任何一位都可能帮助你或你所爱的人从自伤中恢复过来。比专业的培训或学位更重要的是，她或他所具有的对自伤的经验和知识水平。你应该确保该专业人员：（1）知道自伤与自杀行为不同；（2）受过自伤相关培训，具有替代性应对策略的知识和经验；（3）对自伤者没有偏见；（4）知道如何治疗自伤；（5）愿意与你合作以阻止这种行为持续下去。在第七章中，我们将告诉你更多关于如何寻求针对自伤的治疗，以及寻找合适的治疗者等需要考虑的事情。

小结

下面是本章内容的简要总结。我们希望你在阅读本书和了解更多关于自伤的信息时，会发现这些总结对你是有帮助的。

- 自伤是指你故意伤害自己的身体,但没有自杀的意图。
- 自伤与其他的自我毁灭行为不同——这些行为不会导致直接的身体伤害,如醉酒驾驶、暴饮暴食和催吐。
- 自伤与自杀行为不同。当人们伤害自己时,他们通常是在试图应对生活,而不是结束生活。
- 自伤在各类人群中的发生概率是一样的。不论是女性还是男性都会自伤,在不同种族、民族和社会阶层等群体中也不存在差异。
- 自伤比人们认为的更普遍。不仅患有精神障碍(如 BPD)的人会自伤,而且许多高中生和大学生也会如此。事实上,有研究人员认为,在过去几年里,自伤变得更加普遍,尤其是在青少年和年轻人中。
- 像许多冲动的行为一样,随着人们年龄的增长,自伤的频率会减少。事实上,有些人认为自伤会随着年龄的增长而结束。
- 如果你在与自伤作斗争,请向受过训练的专业人员寻求帮助。

现在你对什么是自伤有了一些了解,下一章我们会重点解释什么不是自伤,而且还特别澄清了一些关于自伤的常见迷思。

第二章　关于自伤的迷思

　　无论彼得走到哪里,他都能感受到外界对自伤的强烈误解。为什么没有人理解他正在经历的事情?就好像他一觉醒来发现自己在另一个星球上,每个人都在说着另一种语言。他并不是不明白,对于那些没有自伤行为的人来说,自伤是可怕和令人困惑的。但让他不明白的是,为什么人们不能放下对自伤的误解,听听他的想法。上周,他和一名急诊护士就他为什么割伤自己发生了争执。无论他如何坚持说自己无意自杀,护士还是一直告诉其他工作人员他试图自杀,并向值班的精神科医生提出让他住院治疗。更糟糕的是,尽管他一直试图向所有人隐瞒,但第二天他的父亲指责他割腕自杀是为了引起注意。为什么没人理解他只是想减轻一些痛苦并应对他的抑郁情绪?

　　正如前文所述,自伤可能真的很难被克服。如果你正在与强烈的情绪痛苦作斗争,那么像自伤一样能有效、快速地帮助你逃避痛苦——哪怕只是一瞬间——的任何事物都可能真的难以被放弃。因此,我们希望为你提供所有有用的工具,帮助你走上康复之路。而在康复之路上最重要的工具之一就是知识。可把准确的信息看作指南针:了解相关事实会帮助你找到正确的康复方向。如果你能理解让你备受煎熬的部分是什么,就能更好地克服它并继续前行。

事实上,生活中的大多数事情都是如此。你不会在不了解数学的情况下尝试参加数学考试,对吗?如果你这样做,你可能不会做得很好,因为你不具备通过考试所需的信息。当然,数学考试的好处是,你只需要在上过数学课、学过一些数学知识之后参加考试。而且,即使你讨厌数学,你也能从小开始接触很多关于数学的信息,还有专门的数学课帮你学习。

遗憾的是,对于心理健康问题我们不能做同样的假设。与学数学不同,学校里没有专门帮助人们处理心理健康问题的课程,也没有一本你需要了解的包含处理心理健康问题的方法大全。大多数与心理健康问题作斗争的人不得不自己去寻找所需要的信息。而且,与数学不同的是,心理健康问题并不总有现成且明确的答案。相反,大多数人发现他们需要从一堆不准确和无益的信息中筛选出要找的事实和所需的帮助。这就像在不知道针是什么样子的情况下试图在干草堆里找一根针。

那这与自伤有什么特别的关系吗?自伤是一个特别容易产生错误信息的问题。关于自伤存在大量错误信息的原因之一,可能是对于大多数没有与之斗争过的人甚至一些正在与之斗争的人来说,它是一种令人震惊、困惑和恐惧的行为。当人们不理解一种行为时,特别是当这种行为让他们感到害怕时,简单地对具有这种行为的人进行评判往往比努力去真正理解这个人的情况要容易。而这种评判正是产生错误信息和有害迷思的"罪魁祸首"。要想真正了解另一个人正在经历的事情,你必须愿意倾听,并尝试了解这个人的想法。如果那个人正在挣扎的问题让你感到害怕或非常不适,那就真的很难以开放的心态去倾听。但问题是,这些迷思只会导致更多的困惑和误解,而这让自伤者感觉更糟糕。

总之,尽管我们知道自伤可能是一种可怕的行为(尤其是当你所爱的人正深陷其中时),但我们相信,了解这种行为并能够将相关的事实与误解区分开来，会让它变得不那么可怕，也更容易掌控。因此，我们想澄清一些关于自伤的迷思，这些迷思是我们认为最常见和最有害的。

自伤的八大迷思

下面我们会描述并揭穿关于自伤的八大迷思，希望能帮助你了解什么是自伤，而什么不是。

迷思1：自伤就是自杀企图

如前所述，关于自伤最大的误解之一就是它与自杀企图（suicide attempt）是一回事。对于许多没有深陷自伤的人来说，某些形式的自伤（如严重的切割）从表面上看起来非常像是自杀企图，以至于很难以任何其他方式解释这些行为。人们认为这一定是自杀企图。如果自伤被广泛地认识和理解，那么无论这些行为从表面上看起来多么相似，人们可能也不会将其与自杀企图混淆。但不幸的是，自伤对许多人来说仍然是一个谜。大众对自杀企图的认识要比对自伤的认识久得多，而且很多人仍然对自伤和它是什么没有多少接触。更重要的是，对于没有深陷自伤的人来说，为了帮助自己更好地应对痛苦而伤害自己身体的想法几乎是不可理解的，于是很容易得出自伤就是自杀企图的结论。

事实上，本章开头彼得的经历，对于自伤者来说可能很常见。我们曾接触过许多来访者，他们描述了去医院处理伤口的情况，结果却发现医院的工作人员只是认为他们试图自杀。而且，即使他们尝试解释自己从未有过任何自杀的意图，这种误解可能依然存在。造成这种情况的一个可能原因是，像其他人一样，卫生保健提供者对有关自伤的迷思也没有免疫力，他们中的一些人有时也会陷入自伤一定是自杀企图的误解中。然而，卫生保健提供者有时忽略当事人对自伤解释的另一个原因可能与以下事实有关：一些试图自杀的人在事后感到非常羞愧和害怕，他们否认自己试图自杀，而将此说成是一个意外或一个错误。因此，可以肯定的是，不少在急诊室里工作的医护人员曾经救治过一些人，他们试图自杀但因过于羞愧或害怕而不敢说出来，或者在急诊室里待了一段时间后才承认。由此，这些医护人员可能已经明白，最安全的做法是假设任何看起来像自杀企图的事情都可能是自杀企图——即使当事人说不是。

如果你正与自伤作斗争，那么这个迷思并不能帮助你，但当你想到自杀对人们来说是多么可怕的时候，它多少是可以理解的。如果你认为你所爱的人刚刚试图自杀，那么你会尝试干预并尽快为这个人寻求帮助。而且，这可能是你唯一的想法，直到你觉得他/她是安全的。因此，倾向于对自伤的意图轻率下结论是可理解的。在某种程度上，特别当犯错的后果看起来如此极端和可怕的时候，基于最坏的情况作打算会让人感觉最安全。

但问题是，这显然并没有益处。如果你正深陷自伤之中却被人误解，那么你会很清楚这多么令人失望。没有人能理解你的经历或自伤的原因，这会让你感觉非常孤立无援，而且有时会让你自己都觉得你正在失去理智！此外，当人们不理解你为何如此，或者不理解你想通过自伤来处理的问题时，他们就很难给你提供你所需的帮助。

因此，请记住，自伤和自杀企图一点都不一样。事实上，它们是非常不同的。试图终结自己生命的人通常处于极度无望的状态，可能对自己和世界几乎已经放弃了。而自伤者正试图以他们当时看来最好的方式来应对他们的问题。尽管他们可能正在经历令人难以置信的痛苦，但他们并不想永远逃避生活中的问题，而是试图去应对。由此，我们认为自伤和自杀企图截然不同。

迷思 2：自伤没什么大不了的，并不危险

这和上一个迷思几乎相反，认为自伤基本上没什么大不了的，或者说它并不严重或危险。有些人认为，如果只是经常割伤自己一点点，那么身体是不会有什么大碍的。当然，有些人对自己身体的伤害不是很严重，也许永远不需要医疗护理，疤痕可能很快就会消失，甚至可能根本就没疤痕。实际上，人们可能会说，在某些方面，自伤的危险性甚至低于吸烟。因此，认为自伤没有那么危险也是可以理解的。

但问题是，有些情况让自伤比看起来更危险（详见第六章）。首先，有些人需要越来越频繁和严重的伤害以获得同样的效果（通常是某种情绪的缓解）。这被称为耐受性（我们在第六章中会详细讨论）。开始时或许只是相对表面的切割，但最后可能会威胁到生命。还有一些人发现，他们必须对自己实施越来越致命的伤害才能获得与过去相同的刺激或快感。

其次，有些人在解离状态下会自伤。解离通常意味着"迷乱"、困惑，或者意识不到周围环境或自己的身体。如果你在解离状态下进行自伤，你甚至可能不知道对自己的伤害有多严重。

再次，反复自伤是最终死于自杀最有效的预测因素之一（van Egmond 和 Diekstra，1989）。部分原因是自伤者会存在因不小心伤得太重而死亡的风险。另外，许多人同时在自伤和自杀之间挣扎。从长期看，自伤会增加羞耻感和自我厌恶感，而这些情绪可能会让你更有可能尝试自杀。

前两个迷思如同一枚硬币的两面。一方面，人们不能假设自伤是一种自杀企图并因此惊慌失措，觉得当事人在撒谎；另一方面，人们必须非

常严肃地对待自伤,不能因为当事人身体上并无大碍而不予理会。

迷思3:自伤是为了操纵他人

这是另一个关于自伤的常见迷思,而这个迷思根本不是真的。就像上一个迷思一样,这个迷思也可能是由错误解释自伤而产生的。问题是,它可能对自伤者造成很大的危害,并可能妨碍他们获得所需的帮助。

那么,这个迷思究竟是如何产生的呢?讽刺的是,其中一个原因可能和帮助在自伤中挣扎的人的愿望有关。由于自伤如此严重,许多人想迅速干预以帮助或支持来访者或自伤者的亲人。然而,当他们发现自己急于一次次地提供帮助和支持时,会觉得自己好像被"操纵"着提供这种帮助和支持。他们的反应如此之快,以至于开始觉得自己无法控制自己的行为,被迫提供支持和保证。这使他们得出结论:自伤者正在利用这种行为来"操纵"他们提供关注和帮助。

这种思维的问题是,你不能根据人们的行为效果来推断他们的意图。例如,假设有一天你在商场里,看到一对男女在交谈,女人有点儿冲动地走向男人,而男人则低头哭泣。如果根据男人的行为来推断女人的意图,你可能会猜测她想伤害他或对他有些刻薄。你可能因为男人流泪而认为是女人说了一些让他哭的话。在某些情况下,你或许是对的。她有可能对他很生气,或者心情非常差,所以说了一些话伤害他。但也有可能这个男人的眼泪与这个女人或她所说的话并没有关系。例如,他可能是过敏了,或者是他的隐形眼镜让他不舒服。或者这个男人是因为那个女人无意中说了什么而哭的。也许她说了一些话让他想起了最近去世的人;或者因为她向他袒露自己的事情而让他难过;或者她真的伤害了他的感情,但不是故意的。认为人们利用自伤来操纵他人提供支持,就像认为例子中的女人故意对那个男人说一些话让他哭一样。问题是,没有办法知道她真实的意图是什么，而对男人哭泣的原因作出假设可能会导致非常错误的结论。同样，知道自伤可能导致他人提供关注或帮助，实际上并没有告诉我们为什么某人会有这些行为。事实上，正如第五章所讨论的，有研究清楚地表明，操纵他人并不是人们自伤的主要原因。

此外，即使人们已经学会从别人那里获得关注的唯一方法是自伤这样极端的行为，他们这么做也不意味着他们想操纵他人。这可能只是意味着他们迫切地想要另一个人的关注，并且还没有学会用其他的方式来满足这种需要。实际上，寻求他人的关注和尊重是人类的一种基本需要。当然，我们都希望得到积极的关注而不是消极的关注。然而，在某些情况下，这种积极的关注并不存在。对此，人们通常宁愿接受负面关注也不要完全不被关注。因此，如果假设某人想通过自伤获得所需的照顾或注意是为了操纵他人，就忽略了这种情况下人类的基本需要。

切记：自伤并不是为了操纵他人。错误地假设自伤者是在操纵他人，只会强化针对这种行为的负面评价，让人更难从自伤中恢复过来。

迷思 4：如果你有自伤行为，你一定有边缘型人格障碍

关于自伤的最大迷思之一是：许多治疗师甚至相信，所有自伤者都有边缘型人格障碍（BPD）。一些治疗师认为自伤是 BPD 的一个标志，也是诊断某人患有这种障碍的理由之一。而事实上，一些自伤者也确实符合 BPD 的标准。正如第一章提到的，自伤是 BPD 最常见的症状之一，多达 75％ 的 BPD 患者会伤害自己（Gunderson，2001；Linehan，1993a）。因此，很明显，很多 BPD 患者都在与自伤作斗争。

但问题是，反过来就不一定是对的。即使大多数 BPD 患者有自伤行为，也不意味着大多数自伤者患有 BPD。这是错误的逻辑，就像不能

因为所有的狗都有四条腿，就认为所有有四条腿的都是狗。而且，实际上许多与自伤作斗争的人并没有 BPD。一项针对 47 名有自伤行为的大学生的研究发现，他们中没有人符合 BPD 的诊断标准（Andover 等，2005）。

那么，如果你在和自伤作斗争意味着什么？这意味着你不该假设自己一定有 BPD，而是可能有 BPD。当你开始寻找治疗方案时，最好应该接受正规的诊断评估。但即使你被一些与 BPD 相同的症状所困扰，比如极端的情绪和关系问题，你还是很有可能不符合 BPD 的诊断标准。实际上，你可能没有任何精神障碍！虽然大多数自伤者都在与其他问题作斗争，并且处于巨大的情绪痛苦之中，但并不意味着就一定患有像 BPD 这样的精神障碍。明确情况的唯一方法是与专业人员会面，进行正规的诊断评估。我们会在第七章中告诉你更多你所需采取的步骤，以便获得一个有效的诊断评估，以及在开始这个过程时需要牢记的事情。

迷思 5：只有女性才会自伤

就像认为只有患有 BPD 的人才会自伤的想法一样，认为只有女性才会自伤的想法也是完全错误的。实际上这与事实相差甚远。越来越多的研究发现，男性和女性一样会伤害自己（Gratz，2001；Gratz 和 Chapman，2007；Klonsky，Oltmanns 和 Turkheimer，2003）。而且，他们这样做的原因似乎也是一样的。事实上，男性和女性自伤的原因的相似性大于差异性，通常都是为了让自己感觉更好或作为某种应对方式（Gratz 和 Chapman，2007；Nock 和 Prinstein，2005）。

这个迷思产生的一个原因可能是：曾经有一段时间，大多数因自伤而寻求帮助或最终接受治疗的人都是女性。正如第一章中提到的，出于恐惧、羞耻，或者仅仅是因为还没有准备好放弃这种行为，许多人在默默地与自伤作斗争。而且，对我们来说，因为害怕别人的看法，男性可能更不愿意告诉别人自己有自伤行为，这很容易说得通。但请不要因此产生误解；男性也不需要有任何理由为这种行为感到羞耻。正如前文所述，自伤在当下可能是有效的，并对使用它的人有非常重要的意义。但如果错误地认为只有女性才会自伤，那么具有这种行为的男性可能会感到自己特别奇怪、疯狂或孤独。如果你认为自己是地球上唯一一个伤害自己的男性，你可能不会找机会去向他人诉说你的挣扎。

因此，尽管你可能没有听到很多关于男性与自伤作斗争的故事，但这并不是因为他们本就没有。如前所述，无论是男性还是女性，他们自伤的几率是相同的，都一样普遍。

迷思 6：自伤是发疯、有病、无理取闹的表现

这个迷思也与事实相去甚远。尽管自伤在没有与之斗争过的人看来是不可理解的，但这种行为在当下总会有一个重要的目的。实际上，正如第五章所谈及的，人们常常为了满足一些基本需要而自伤，例如为了感觉更好或为了释放情感上的痛苦。而且，任何像自伤一样能满足基本需要的事情都不可能是疯狂的。你可以这样想：如果每次自伤都会让你立刻感觉更糟糕，或者使你真的生病或难受，那么你有可能不会再重复自伤行为。人类是不会倾向于做那些对自己没有好处的事情的。相反，会倾向于做那些在某种程度上让自己感觉更好的事情。对某些人来说，自伤就是这类行为之一。

实际上，自伤比其他让自己感觉好的事情更危险，而且从长远来看，它确实有很多坏处。但是，它在短期内满足了一些重要的需要，而且能够非常快速、强有力地使人从压抑的情绪中获得缓解。因此，尽管我们希望人们努力使用其他应对痛苦的方式来取代自伤，而且这些方式也不

会像自伤一样带来负面影响和长期问题,但我们也不得不承认自伤在当下是管用的。正如之前所说的,任何满足某人需要的行为都不是无理取闹。

迷思7:若要停止自伤,必须先解决你的潜在问题

这个迷思和下一个迷思都与之前提到的迷思有些不同。它们谈及的不是自伤本身,而是关于克服自伤行为的方法。这个迷思的要点是,从自伤中恢复过来的唯一方法是先要摆脱所有的痛苦,解决自身的以及所有的情感和人际关系问题。但问题是,完全没有理由表明只有等你战胜所有过去的负面经历之后才可以停止自伤。事实上,我们相信,停止自伤反而是能够让你更好地开始处理自身问题并解决它们的前提。如果你有自伤行为,那么你需要花很多时间、精力和精神资源用于计划自伤、抵制自伤冲动以及掩盖自伤的疤痕。而且,在自伤的积极效果消失后,许多人会为再次伤害自己而感到内疚和羞愧。因此,所有这些情况实际上会让你更难把精力集中在其他问题上;它也会分散你对其他问题的注意力,让你更难解决那些问题。因此,我们认为治疗中最重要的事情之一就是尝试立即停止自伤,这样你才会有更多的精力关注和解决其他问题,过你想要的生活。

迷思8:如果你解决了所有的潜在问题,自伤就不复存在了

这个迷思在某些方面听起来与上一个迷思的意思相反。它的基本意思是:如果你把注意力集中在针对父母的未解决的感受或成长过程中出现的问题上,你的自伤就会自行停止。换句话说,一旦你接纳并解决了过去的痛苦和问题,自伤行为会自然消失。但问题是,摆脱自伤并不是这么简单的。当然,我们也赞同,不能只关注自伤这点很重要。正如之前提到的,自伤者深陷于许多不同的问题中,而且往往处在强烈的情绪痛苦之中。因此,我们完全支持他们接纳过去的痛苦和问题,并努力克服他们的负面体验。但是即使如此,你可能还是需要作出直接的努力来停止自伤。

正如之前提到的,自伤是一种非常强大的、令人上瘾的行为,你会因此逐渐变得失控。这意味着,即使你解决了使你开始自伤的问题,可能仍然很难停止自伤。例如,假设你开始自伤是为了应对虐待关系的压力,后来也用于应对其他压力。每当感到不安时,你就会迅速地用自伤来应对。假设你决定离开那段虐待关系,你认为自伤行为会因此自动停止吗?当然不会。自伤一旦成为你的"常用"策略,那么最初导致自伤的问题的解决并不能消除所有的自伤冲动。事实上,正如第六章中提到的,你越是依赖自伤来应对生活中的问题和压力,其他应对技能就越是被削弱和耗损,到最后你会觉得自伤是应对所有情况的唯一办法。

小结

在本章中,我们澄清了一些关于自伤的常见的迷思和错误观念。当然,这并不是一份详尽的清单,还有很多其他的迷思,但是我们所介绍的大概是目前有关自伤的最常见和最需要重视的误解。关于自伤的研究每天都在增加,今天我们对这种行为的理解比十年前要好得多。但遗憾的是,尽管如此,许多这样的迷思仍然继续存在着。因此,当你阅读本书的其余部分并开始你的康复之路时,有几件事情需要牢记。

- 自伤与自杀企图并不是一回事。自伤并非试图结束生命。
- 尽管自伤不能等同于自杀企图,但它可能是很严重的,不应该被视为"并无大碍"。

- 自伤是人们用来应对困难和痛苦的方式，它的一个重要目的是：可以在当下帮助人们满足基本的人类需要。因此，自伤绝不是疯狂或无理取闹的表现。
- 各种人都可能会因自伤而挣扎，并不只是患有 BPD 的人才会自伤。事实上，可能有更多不符合 BPD 诊断标准的人在与自伤作斗争。
- 并不是只有女性才会自伤，男性也会如此。
- 要想从自伤中恢复过来，你不需要解决所有的问题，也不需要修通过去所有的负面经历。相反，我们认为，找到一种帮助你学习如何停止自伤并以其他方式应对痛苦的治疗方法才是好主意。事实上，停止自伤可能才是你需要的。只有这样，你才能够找到能量和情感资源解决你生活中的问题。

现在你对自伤"是什么"和"不是什么"有了更多的了解，我们接下来将带你了解那些导致自伤的各种因素。

第三章　导致自伤的因素

罗恩在 20 多岁时开始有自伤行为。那时他刚刚被诊断出患有两种慢性疾病,他的婚姻也出现了问题,而且正值其父母离异。此外,他的父亲在离婚法庭上宣称与他脱离父子关系。悲伤和不知所措的他在点燃蜡烛时,突然有一种冲动想烧死自己。这让他感觉好多了,以至于他迷上了自伤。

在本章中,我们会介绍一些导致自伤的因素。虽然研究人员还没有明确指出导致自伤的确切原因,但针对这种行为的研究已经出现了爆炸式增长,而且答案正在浮现出来。你可以从不同方面考虑自伤的原因,例如你的生物性因素(biology),像大脑的工作方式、大脑中的化学物质和基因。这些因素可能会让你从很小的时候就容易发展出自伤行为。而且你的经历(比如创伤)可能会改变你的生物性特点或大脑活动,增加自伤的风险。其他的原因还包括:发生在你所处环境中的事件,例如动荡的童年经历、周围有自伤者,或压力事件。而使自伤行为难以消退的因素可能包括:情绪舒缓的感觉、对自伤的信念或期望,或其他人对你自伤的反应。

在此需要牢记的是:这些原因中没有一个是单独起作用的。就像一个合唱团不可能只有一个独唱者一样,自伤这样的行为也不可能只由一个原因造成。你的先天条件、环境因素、自伤效果,以及你如何看待自伤等因素共同导致了自伤行为。

你的生物性因素和大脑特点让你更容易自伤

在过去的十到二十年间,研究人员真正开始寻找可能使人们容易自伤的生物性因素。可以把生物性因素当作组成房子的木材或其他材料。我们中的一位作者住在一个从 11 月到次年 3 月初经常下雨的地方。不幸的是,该地区的一些公寓是用不适合这种气候的材料建造的,结果导致"公寓漏水危机"。雨水的湿气会渗入新的公寓,导致腐烂和发霉。建造这些公寓的材料使它们容易受到潮湿天气的影响,就像个体的生物性因素可能让其更容易受到某些类型的生活压力的影响。如果这些公寓建在沙漠里,就不会有任何问题。之所以会出现问题,是因为公寓的材料和气候之间的不匹配。同样,对于一些自伤者来说,他们的生物性因素和他们所处环境之间的契合度很低。因此,他们很容易陷入自伤。

大脑中的化学物质

大脑在自伤中起作用的说法可能不会让你感到太惊讶。你甚至可能想过,你伤害自己是否是因为你的大脑与其他人大脑的工作方式不同。这在某些方面可能是真的。而非常有趣的是,参与自伤的大脑区域和与疼痛及情绪困扰直接相关的区域相同。当然,你可能已经猜到这一点,因为自伤涉及组织损伤并有时会导致疼痛,而且许多人在情绪不佳时也会自伤。更具体地说,就是大脑中参与情绪系统(血清素系统)和自然止痛系统(阿片系统)的化学信使(称为神经递质)可能在自伤中扮演着重要角色。

我们会在第九章中告诉你更多关于神经递质工作原理的内容。现在，我们只想让你初步了解与自伤关系最密切的神经递质。

血清素系统（The Serotonin System）

在自伤中起作用的神经递质被称为血清素。它是一种对情绪、饥饿、温度、性活动、睡眠和攻击性等方面进行调节的神经递质。较低的血清素水平与抑郁症、情绪困扰和攻击性有关。相关研究表明，与不自伤者相比，实际上自伤者的大脑突触中的血清素活动可能更少。大脑中的突触是两个神经元之间的空隙。神经递质从一个神经元传到另一个神经元上，就像船从一个码头行驶到另一个码头一样。好像对于自伤者而言，只有较少的船只离开码头，即只有较少的血清素从一个神经元中出来，再传递到另一个神经元上（Herpertz 等，1995；Simeon 等，1992）。这表明血清素活动不足的人可能有自伤的风险。

关于血清素和自伤之间的关系，已有相当多的可靠研究。研究者埃米尔·科卡罗（Emil Coccaro）博士和他的同事认为，血清素活动减少引发的主要问题是易激惹——血清素活动水平越低，就越有可能在易激惹的情况下做出冲动或攻击性的行为（Coccaro 等，1997）。这类冲动、攻击性的行为之一就是自伤。

那为什么让人经历情绪困扰的生物性因素会涉及自伤？简单的解释是，大多数自伤者都是在他们不高兴的时候这样做的。人们几乎从未说过他们在感到快乐或平静的时候会伤害自己（Chapman 和 Dixon-Gordon，2007；Kleindienst 等，2008）。事实上，愤怒和其他负面情绪也是非常常见的自伤行为的诱因。而且，大多数人自伤都是为了在情绪上感觉更好（Brown，Comtois 和 Linehan，2002）。因此，如果你的血清素系统的活动水平低，那么你可能会经历很多情绪上的痛苦，且更容易通过伤害自己来缓解这种痛苦。

阿片系统(The Opioid System)

另一组在自伤中起作用的神经递质被称为内源性阿片类物质。阿片类物质是一种主要在与快乐、亢奋和疼痛缓解有关的大脑区域发挥作用的神经递质。它们的作用类似于海洛因、吗啡或羟考酮等药物。你可能听说过内啡肽这个词。阿片类物质与内啡肽是一回事,是大脑里天然的吗啡。当你遭遇疼痛时,阿片类物质会被释放出来——有点像一种天然内在的止痛药。当人们谈论"跑步的兴奋"时,其实就是他们在锻炼时获得的内啡肽刺激。

有一种关于阿片类物质在自伤中作用的观点认为,自伤者具有过于活跃的阿片系统。一些研究者认为,自伤者在受伤时更容易体验到阿片类物质活动的爆发(Coid, Allolio 和 Rees, 1983; Russ, 1992)。如果这是真的,那么自伤者在受到伤害(包括自伤)时比不自伤者可能会经历强度更大的阿片类物质活动。

因此,阿片类物质的运作机制如下:自伤造成身体伤害,有时导致疼痛,于是引发阿片类物质活动。因为阿片类物质活动与愉悦、平静、疼痛缓解甚至轻微的兴奋有关,所以自伤可能是通过触发这些活动而导致这些感觉的。问题是,自伤者可能比较容易产生非常强烈的阿片类物质反应。如果你有这样的特点,就可能会从自伤中获得比其他人更多的快乐或更大的缓解。相比只给你带来少量快乐或缓解的东西,人们更容易沉迷于带来强烈刺激、欣快感或情绪缓解的东西。因为有更强烈的阿片类物质活动,所以有些人可能特别容易对自伤上瘾。一旦他们在伤害自己时获得了大量的快感且痛苦得到缓解,很可能就会变得难以自拔。

正如我们所说,阿片类物质活动也能缓解疼痛。因此,强烈的阿片类物质活动可能解释了为什么一些自伤者不会感到疼痛。实际上,一些自伤者告诉我们,当他们意外受伤,例如不小心被割伤或撞到小腿时,可能是因为有超强的阿片系统,他们不会感受到太大的疼痛。

这种对自伤的解释来自一些针对该行为的药物研究的证据。例如,一些研究发现,当人们定期服用阻断阿片受体的药物时,他们的自伤行为会减少(Roth, Ostroff 和 Hoffman, 1996)。这可能说明,如果阿片受体被阻断,大脑中的阿片类物质就不能与神经元结合,从而不能引起平静、愉悦或解脱的感觉。因此,阻断愉悦的阿片类物质反应可以帮助停止自伤,这种平静感或解脱感在自伤中起着一定的作用。

当然,并非所有的研究都发现这类药物具有良好效果,而且还没有研究表明,自伤者在伤害自己时,阿片类物质的活动会激增。虽然大脑中的自然止痛系统可能在自伤中起作用有一定道理,但阿片类物质在自伤中起作用的证据比血清素的少(Winchel 和 Stanley, 1991)。

人格和自伤

人格(personality)也可能在自伤中起作用。你可以把人格看作让我们每个人变得独特,或与众不同的东西。人格特质是在不同的情境中保持基本稳定且贯穿我们一生的特征。大多数研究者认为,人格的有些部分是内在的(或者说是我们与生俱来的),而有些部分是生活经历决定的。它很像一块岩石,由一些基本的东西构成,比如化学成分、颜色、矿物质等。但是,它也可能会变得更小或有不同的形状,这取决于它所在的环境。处于溪流底部的石头最终会被磨损成更小的岩石,而在山坡上的可能会因为风雨的影响逐渐改变形状。某些元素可能会因侵蚀而从岩石中剥离出来,使岩石中矿物质的比例和开始相比有了变化。但是,要改变它是一块岩石的事实是非常困难的。因此,改变你的基本个性也一样困难。一些研究者认为,某些人格特质可能会使人们更容易自伤。

冲动性和负面情绪

一个可能使人们更容易自伤的人格特质是冲动性。冲动性是指快速行动的倾向，它不考虑该行动是否真的是个好主意（Schalling，1978）。一些研究发现，自伤者比不自伤者更冲动（Favazza 和 Conterio，1989；Herpertz，Sass 和 Favazza，1997；Herpertz 等，1995）。还记得之前说过的，自伤者比不自伤者有较低的血清素水平吗？研究者还发现，较低的血清素水平与较高的冲动性有关（Coccaro 等，1997）。因此，自伤和冲动性相辅相成可能是有道理的。

冲动的人常常寻求刺激，做事情一时兴起且不假思索，也渴望兴奋感。有时，他们很难做到延迟满足。如果你真的很冲动，你就会发现对于自己想要的东西很难做到等待较长时间。例如，如果你看到一双非常喜欢的鞋子，你可能很难做到等待几个星期直到存够钱，而是直接赊账购买。同样，当你感觉不好时，你也很难等待它缓解，而是转向自伤，却不会使用需要更长时间才能发挥作用的更健康的应对策略。

冲动的人做事情时往往很难阻止自己。非常冲动的人就像没有刹车的汽车。当发动机转速增加，车轮开始转动时，就很难停下来。如果你很冲动，那么一旦决定伤害自己，即使知道自伤不好，也很难踩下刹车。你也会因为一时冲动而伤害自己，却没有真正考虑自伤的负面后果（如留疤、不被认可或感到羞耻）。

另一个与自伤有关的人格特质是神经质，即具有体验强烈负面情绪的倾向。显然，负面情绪越多，就越有可能伤害自己。冲动和负面情绪的叠加会让人更难抵制自伤行为。当人们非常沮丧时，他们往往会不惜一切代价，试图让自己就在这一刻感觉好些。而且在这种时候，他们很难阻止自己去做从长期来看会有负面影响的事情，比如吃让人发胖的零食（Tice, Bratslavsky 和 Baumeister, 2001）。冲动的人就像没有刹车的汽车，而冲动且神经质的人就像没有刹车的赛车（因为有强大的情绪"引擎"）。因此，如果你比其他人有更多的情绪困扰，同时也更冲动，那么想避免自伤可能会特别困难。

自伤与悲惨的童年经历

自伤的另一个可能原因是悲惨的或创伤性的童年经历。过去许多研究者一直认为，悲惨的童年经历是自伤的最重要原因之一。他们曾经认为，大多数自伤者在儿童时期都受到过虐待。然而，事实并没有这么简单。

一方面，研究发现许多自伤者都经历过身体、性或情感上的虐待（Boudewyn 和 Liem, 1995; Briere 和 Gil, 1998）。这些经历似乎确实使人更有可能自伤。另一方面，并非所有自伤者都曾被虐待过。实际上，只有不到一半的自伤者曾被虐待过（Gratz, Conrad 和 Roemer, 2002; Gratz 和 Chapman, 2007; Zoroglu 等, 2003）。当然，也不是每个被虐待的人都会继续伤害自己。因此，虐待和自伤之间的关系并不像人们曾以为的那样密切。

我们现在也知道，除了虐待之外，其他的童年经历也有可能让人更容易自伤。例如，一些研究发现，感受或情感需求被忽略、无视或贬低，可能比实际的身体或性虐待更具危害性（Dubo 等, 1997; Paivio 和 McCulloch, 2004）。尽管原因不明，但情感上被忽略的人往往没有被教导如何管理或处理他们的情绪。如果你不知道有什么其他方法来应对情绪，可能就会采用自伤的方式。

另一种重要的童年经历是与照顾者之间具有糟糕的情感联结。与父母或照顾者建立情感联结是人生的重要里程碑之一，它可以保护你免受许多压力体验。但是，如果联结薄弱，就使人很难学会如何处理关系和情绪。事实上，一些研究表明，那些记得在成长过程中与父母不是特别亲近的人，成年后更有可能实施自伤行为（Gratz, Conrad 和 Roemer, 2002）。

还有一种让人更有可能自伤的童年经历是严厉的惩罚。正如将在第五章中讨论的，有些人说他们自伤是为了惩罚自己（Brown, Comtois 和 Linehan, 2002）。事实上，自我惩罚似乎确实有助于缓解强烈的内疚感和羞耻感。并不是所有的人都会惩罚自己，那人们是如何开始学会自我惩罚的呢？例如，当一些人做错事或没有达到自己（或别人）的期望时，他们会感到失望，但不会对自己很苛刻，而另一些人则相反，他们可能真的觉得要惩罚自己。那么，这两类人的区别是什么？

一种可能性是，有些人在小时候通过忍受严厉的惩罚学会了惩罚自己。就好像当你犯了错误或做了"错事"（即使你所犯的只是一个简单、常犯的错误）时，你会觉得惩罚在某种程度上是必要的。基本上，如果人们只要犯错就会受到严厉的惩罚，他们就会学到自我惩罚的方式。事实上，如果你小时候经常被惩罚，你就会明白，只要先惩罚自己（通过自伤），其他人就不会惩罚你了。

萨莉清楚地记得，有一次她把她父亲的船开进码头时，不小心把船划了一道。她的父亲非常生气。萨莉害怕她父亲可能会责骂她，同时她也对自己把船划了一道感到很生气。出于对自己的愤怒，她打了自己的脸。当她的父亲注意到她脸上的瘀伤时，就不再对她大喊大叫，而是询问她怎么了。慢慢地，萨莉懂得，如果她先伤害自己，就可以避免惩罚。

什么会让你处在自伤风险中

对于下面的问题，请回答"是"或"否"。请注意，这里没有包括生物性因素（如血清素和阿片系统），因为仅仅通过填写问卷，确实没有办法弄清楚你是否有生物性的风险因素。通常情况下，使人们处于自伤风险的因素因人而异。下面这些问题将帮助你找出可能使你处于风险的因素。那些答案为"是"的可被看作风险因素。虽然这些风险因素中有许多已经存在（而且你无法回到过去加以改变），但对你来说，了解当初是什么原因使你倾向于自伤也是有帮助的。这样可能会让你放下负担（如果你因为自伤而苛责自己的话）。你会知道开始自伤不是你的错，但帮自己停止自伤可由你决定。

冲动性
- 你是否很难做到延迟满足（等待你想要的东西）？
- 你是否很难阻止自己去做那些明知会让你陷入困境的事情？
- 你是否喜欢寻求刺激或新奇的活动？
- 你是否觉得需要大量的刺激和活动？
- 你是否经常不假思索就采取行动？

神经质或负面情绪
- 你是否经常觉得自己的情绪很消极？
- 你的负面情绪是否真的很强烈？
- 你是否经常感到抑郁或悲伤？
- 你是否经常感到烦躁、生气或焦虑不安？
- 你是否在很多时候感到压力大？
- 你是否有时会感到压力很大，紧张到不知道该怎么办？
- 你是否会因为一些其他人不会感到紧张的"小"事而感到紧张？
- 你是否经常因生活中的各种压力而感到心力交瘁？

童年经历
- 你小时候是否受到过虐待或凌辱？
- 你与父母的关系是否疏远？
- 你是否觉得小时候从未得到过所需要的情感支持？
- 在你成长的过程中，你是否经常遭受严厉的惩罚？

为什么你会一直伤害自己

现在我们已经考察了一些或许让你在一开始就更有可能自伤的因素，比如大脑中的化学物质、生物性特点、个性和童年经历。但是，一旦你开始自伤，让你持续实施这种行为的原因是什么？对此我们也有一些看法。

自伤的好处

也许，你不断伤害自己的最重要原因是你从中有所获得。一般来说，除非有所获得，否则人们不会持续做某件事情。自伤也是如此。事实证明，自伤有一定的好处，或者说有一定的效果，一旦尝试过，你就更有可能继续伤害自己。

其中一个好处是负强化（negative reinforcement）。心理学家用强化一词来描述使在类似情景下重复同样行为的机会增加的任何情形。例如，在你的朋友告诉你她不想和你共进晚餐后，你感到羞愧，于是你割伤自己，并因此感觉好多了。那么，因为割伤后感觉好多了，所以当下次再被朋友拒绝时，你更有可能再次割伤自己。这种情绪上的缓解（感觉好多了）强化了切割行为。当自伤行为帮助你摆脱不愉快的事情时，负强化就在起作用。

我们认为负强化是使自伤行为得以维持的最重要的好处。事实上，人们之所以自伤，似乎主要是因为它可以缓解不想要的情绪、想法、处境或感觉（Chapman，Gratz 和 Brown，2006）。正如我们在第五章中所讨论的，到目前为止，人们自伤的最常见原因是为了获得情绪上的纾解（Brown，Comtois 和 Linehan，2002），或缓解不愉快的心理状态（Rodham，Hawton 和 Evans，2004）。人们常说自伤是为了放松，控制

33

脱缰的思绪，或从抑郁中解脱出来（Favazza 和 Conterio, 1989）。

确实，在当下自伤会让你感觉更好（Chapman 和 Dixon-Gordon, 2007；Laye-Gindhu 和 Schonert-Reichl, 2005）！如果在自伤后从未感觉好转，你就不可能继续这样做。问题是，自伤之后的效果并不那么乐观。然而，当行为被强化时，立即发生的事情（而不是后来发生的事情）会让你产生巨大的变化。尽管你可能不喜欢自伤的长期影响（疤痕、羞耻等），但即时的满足感会让你着迷。

虽然负强化在自伤中起着重要作用，但使人们持续自伤的另一个原因可能是正强化。有了正强化，自伤更有可能再次发生，因为它会让你得到你想要的东西。据我们的一些来访者说，他们在自伤后感到兴奋、欣喜或放松。

其他人对自伤的反应也可能会对该行为产生正强化或负强化。例如，当你伤害自己后，人们会对你好，给予你温暖或支持，或者更关注你，这样自伤会得到正强化。此外，其他人的反应也可能会产生负强化。如果在你自伤之后，其他人不再对你表现刻薄或向你提出要求，那么这个人就可能使你的自伤行为得到了负强化。记住，负强化是指某些东西被剥夺或停止（如刻薄的行为或过高的要求），而正强化是指某些东西被添加（如温暖和支持）。举个例子，假设你和伴侣大吵了一架，事后你感到羞愧、愤怒或绝望。你觉得你的伴侣似乎真的不理解你有多难过。为了应对这些感觉，你伤害了自己。如果事后感觉变好，那就是负强化。而伴侣的反应也可能会强化你的自伤行为。例如，如果你的伴侣冲到你身边，向你道歉，告诉你她或他多么关心你，而且非常热情，这可能就是正强化。因此，即使你自伤是为了摆脱负面情绪，伴侣的反应也可能会强化自伤。也就是说，你的自伤会同时被不同的方式强化。难怪自伤如此难以戒除！

当然，由于自伤对他人来说是非常可怕的，因此当你自伤时，很多人会感到震惊和生气。你可能会认为,如果人们真的生你的气,这或许会让你想停止自伤。但不幸的是,并非总是如此。例如,我们的一位叫做斯泰西的来访者,她感到在情感上被母亲忽视。斯泰西的母亲给了她很多钱,对她装作关心的样子,彬彬有礼,但从不花时间陪伴她或关注她的感受。然而,在斯泰西开始自伤后,她的母亲表现得非常不安和担心。尽管斯泰西发现她母亲的反应有时很烦人(比如她会大喊大叫或告诉她不要自伤),但这些也是关心她的表现。此外,她的母亲开始比以前更频繁地探望她,常给她打电话,更加关注她的情况。因此,只是通过给予斯泰西一直渴望的关注和同情,她母亲的反应再次正强化了斯泰西的自伤行为。

自伤爱自伤

事实证明,你自伤的次数越多,就越可能会继续自伤。其中一个原因是,你自伤的时间越长,就越会注意到自伤的好处,而忽视或降低它的危害。我们将在第六章中详述这个问题,但现在简单地说,就是你自伤的时间越长,你就越不关心它的负面影响。随着时间推移,你可能会慢慢变得不那么关心疤痕、社会的负面评价或自伤的严重程度。更重要的是,你自伤的次数越多,就越有可能会注意或关注它的积极影响。因此,如果自伤是为了感觉更好,那么这个想法会变得越来越强烈,甚至盖过对于严重伤害的任何担忧。

特定思维模式会引发自伤

除了自伤的效果以外,某些类型的思维模式也会引发自伤。一种重要的思维模式被称为自我效能感(self-efficacy)。自我效能感与你对自己做事的能力、应对压力的能力,或解决问题的能力的信心有关。如果你的自我效能感很强,那么你会相信自己可以调节压力,并在问题出现的时候解决它。但是,如果你的自我效能感较弱,你会觉得自己不能应对或处理压力。虽然关于自我效能感和自伤关系的研究还不多,但我们发现一些经常自伤的人不相信自己能应付即将发生的压力事件。

　　珍妮丝经常在做一些有压力的工作之前,想要伤害自己。尽管她在工作上表现得很优秀,但在得知主管会暗地观察和评估她的表现后,她就感到非常焦虑。她觉得自己会搞砸和失败,因此感到紧张和不安。尽管实际上这种事情从未发生过,但她的恐惧丝毫没有减少。因为她不相信自己能应付上司的考察,所以每当这些担忧的想法出现时,珍妮丝就会有强烈的自伤冲动。她还认为,自伤会让她更不易对自己的表现感到那么紧张和焦虑。

　　第二种思维模式是你对自己实际伤害自己能力的信心。当你相信自己能够做某件事时,就更有可能去付诸实践。如果你相信你能举起100磅的东西,你就比相信自己做不到更有可能去尝试。许多人可能不相信自己真的能够故意拿刀子割自己。但是,如果你确实相信可以伤害自己,你或许就更有可能去尝试。

　　于是,越是伤害自己,你就会对自伤的能力越有信心(Joiner,2002)。这就像其他任何行为一样。你越是相信自己可以进行高台跳水,你就越有可能这样做。而且,你越是习惯于高台跳水(或自伤),你就越有信心再做一次。

　　第三种可能影响自伤的思维模式是,如果伤害自己,你会期望发生什么。如果你有积极的期望,就会比有消极期望更可能实施自伤。这很合理,对吗?如果你期望在自伤之后感觉更好,或能够更有效地应对压力,或感到兴奋,你就更有可能这样做。相反,如果你认为自伤后会感到丢脸或耻辱,或者有难看的疤痕,你就不太可能自伤。问题是,当人们感到不安时,他们会更关注自伤带来的让自己感觉更好的部分而不是有负面影响的部分。

最后,还有些人认为,对自己身体的消极看法会增加自伤的风险(Shaw, 2002;Walsh, 2006)。如果你对自己的身体有负面的看法,例如,认为自己"肥胖""丑陋"或"恶心",就不太可能关心自己身体怎么了,因而更有可能伤害自己(Muehlenkamp, Swanson 和 Brausch, 2005)。基本上,如果你不在乎你的身体,你就更容易伤害自己。

如果你仔细想想上面所说的,就会觉得其实它是有道理的。例如,你有一辆旧车,虽然它并不完美,但可以带你到处跑,有很好的动力,而且很可爱。然而,当你看到它时可能会想,"这车真难看!希望我能有一辆更好的"。如果这样想的话,当车被追尾、保险杠脱落,或者车门不小心被刮伤时,你可能就不会太在乎。相反,如果你真的很珍惜它,觉得它很可爱,也感谢它能带你在城里转悠,你就会更关心它的状况。

什么会让你维持自伤行为?

用"是"或"否"来回答下面的每一类问题。让自伤行为维持下去的因素因人而异。回答这些问题,将帮助你找出可能使你的自伤行为维持下去的原因。挑选回答"是"最多的那一类,作为你努力停止自伤的起点。

自伤的好处
- 自伤后,你的情绪是否会好转?
- 自伤后,其他人是否会给予你关注或支持?
- 自伤后,其他人是否不再对你作过多要求或做你不喜欢的事情?
- 自伤后,你是否感到兴奋或快乐?
- 自伤后,你是否感觉更平静?
- 自伤后,你是否觉得更有能力应对压力?

（续）

自伤爱自伤

- 你是否有很长的自伤史？
- 你对自伤是否不像以前那么紧张了？
- 与之前相比，你是否会更多地注意到自伤的积极影响？
- 你注意到的自伤的积极影响是否多于消极影响？
- 你是否比以前更不在意伤疤？
- 你是否比以前更不在乎别人的看法？
- 你是否比以前更敢于冒险，更严重地伤害自己？

特定思维模式会引发自伤

- 你是否对应对生活中的压力感到信心不足？
- 你是否认为自己无法应对极端的情绪？
- 你是否对自己自伤的能力感到自信？
- 你是否期望自伤后会感觉更好？
- 你是否对自己的身体有负面的看法？
- 你是否并不把自己的身体看作是自己的？

你能做什么？

到目前为止，我们已经解释了自伤的一些可能原因。当然，要记得，不同的人可能有不同的原因，而且每个自伤者也不一定面临着相同的风险。然而，当你知道这些最常见的原因后，接下来的问题是你该怎么做。

处理生物性因素

当涉及生物性因素时，你可有如下几个选择。第一个选择是药物治疗（见第九章）。不过，将药物治疗作为自伤的治疗方法，并没有得到很多有效的证据支持。第二个选择（如果你在自伤时获得了内啡肽的刺激）是每当有自伤冲动时，就做一些非常剧烈的运动。例如，跑步、骑自行车或游泳，或者做俯卧撑、跳远，或其他一些可能让你获得内啡肽刺激的活动，就像你在自伤时一样。

第三个选择是通过学习管理自己的情绪，阻止冲动行事，或处理压力来克服自己的生物性因素。这些是你在心理治疗中可以学到的内容，我们会在第八章中讨论这些不同的治疗选择。我们还将在第十一章和第十二章中教你一些应对压力和管理负面情绪的有效方法，让你在一开始就可以应对这些生物性因素。

切记：你是可以通过改变行为来改变生物性因素的。如果你学会了如何应对压力，你的身体就不会对生活中的困难有如此强烈的反应。学习如何处理负面情绪和抑郁，也可以影响大脑中的化学活动。因此，即使自伤的某些原因可能是生物性的，也不意味着你不能改变它们。

处理童年经历

说到童年经历，坏消息是你无法改变它。很不幸，世界对一些人确实不公平，而且（尽管你可能想）你无法抹去你的历史。不过，好消息是，你可以学习克服这些经历的影响。如果童年经历让你难以发展稳定的人际关系，那么你可以学习新的技能，以帮助自己在当下驾驭各种关系。如果没有人教过你如何管理自己的情绪，你现在可以通过治疗或阅读本书来学习这些技能。

你可以做的另一件事是找治疗师做咨询，接纳过去的痛苦经历。有些治疗师非常善于帮助人们理解过去发生在他们身上的事情，理解他们对这些经历的情绪反应，并在当下让他们朝着新的方向前进。如果你在童年时经历过创伤，并且仍然被这种经历的记忆所困扰，你还可以尝试一种叫做"暴露治疗"的方法。在暴露治疗中,治疗师帮助你在一个安全的环境中重新体验创伤的记忆。随着时间的推移,这些记忆的威胁性会越来越小,直到最后变得像其他一些不好的记忆一样——比如痛苦和不安,但不会破坏你的生活,也不会给你带来创伤性回忆。尽管暴露治疗对过去有创伤的人有难以置信的效果,但我们还是强烈建议在进行聚焦童年创伤(尤其是儿童性虐待)的治疗前,你先要努力停止自伤,学习新的应对策略。如果你还没有学会其他应对无法承受的情绪痛苦的方法(除自伤外),就很难避免使用自伤来应对治疗期间所有必然出现的情绪。

最后要说的是,如果你学会了惩罚自己,那么要采取的第一步就是:当你认为自己做错了的时候,不要再评判自己。下一次当你想说自己"很差"或"没有价值",或者"应该"在某些方面做得更好之类的话时,先冷静一下,停在那里,具体描述你想要改变什么,确保描述的是事实,而且是客观的。把评判变成偏好或目标。例如,如果你对自己说:"在朋友面前我就是个麻烦。对每件事都太敏感,总把事情搞砸!"你可以把这句话改成:"我并不想对朋友说的话那么敏感(这是你的偏好,或你想要的东西)。如果我能努力做到这点,事情就会更顺利(这是目标——和朋友关系变得更好)。"

当然,改变对自己说话的方式需要很多努力,最好有一位治疗师来帮助你完成这个过程。举例说明如下:

> 马克一直有愤怒控制方面的问题,但最近好像变得更严重了。他不仅对伴侣动手,而且还不断无缘无故地对儿子发火。最近一次失控后,他感觉很糟糕,忍不住想:"我真是个不称职的父亲!"于是这个想法一直在他的脑海中盘旋,最后他就用割手来惩罚自己。不

过，通过在治疗中对这个问题进行处理，马克开始尝试在一评判自己时就停下来，并寻找方法去扭转局面。例如，他不再对自己说"我是个不称职的父亲"，而是说"对儿子大喊大叫让我感到内疚"。当他想"我不应该总是这么拧巴和生气"时，他会调整为"我要学习如何管理愤怒"。当改变了这些评判性的陈述后，马克便感到不那么羞愧，也不那么爱惩罚自己了，并开始真正地以健康的方式管理愤怒。

赢得情绪解脱的拉锯战

如果是情绪上的解脱促使你自伤，那么一个办法就是学会有效地管理你的情绪。正如我们所提到的，许多人伤害自己是为了应对无法承受的情绪痛苦。如果你伤害自己是为了从情绪痛苦中解脱出来，或者是为了感觉更好，那么停止自伤的一个办法就是学习其他管理情绪的策略。我们将在第十二章中告诉你更多关于这些策略的信息。

应对他人对自伤的反应

另一方面，如果他人的反应强化了自伤，处理这个问题的一种方法是与这些人交流并解释可能发生的情况。这么做可能听起来很奇怪，但如果你周围的人在自伤时对你特别好，你可以要求他们不要这样做——在你自伤时不再对你那么好。这并不意味着让他们变得刻薄或冷漠，那可能会带来更多问题。但是，如果你告诉他们不要表现得那么温暖或给予支持，在你自伤后不要那么关注你，可能会有用。向他们解释你为何如此要求，并告诉他们，他们的好意（尽管很感激）可能在无意中强化了你的自伤行为，让你更难停止。我们鼓励你让他们阅读本章（另外，也可参考第十章，了解关于如何与他人谈论自伤问题的一些指导）。

此外,应对他人反应的另一种方法是学习如何以不伤害自己的方式从别人那里获得你想要的东西。我们已经看到很多人在学会一些人际交往的技巧后,走上了停止自伤的道路。如果这对你来说是个问题,可能是你从来没有机会学习如何处理与他人的冲突,或向他人要求你真正想要的东西。请记住,你的需求是完全可以理解的,只是要学习如何更有效地获得你所需要的东西。如果你在这方面学会了新的技能,它们可以使一切变得不同,并可能使你更容易开始停止自伤。

应对引发自伤的思维模式

最后,为了改变你的思维模式,你需要实践新的方式。例如,如果你对自伤有许多积极的期望(例如,它会让你感觉更好、更兴奋或更轻松),一个有用的策略是想一想所有你讨厌自伤的部分,列出一张清单(关于如何做的更多说明,以及你可以使用的工作表,见第十章)。这张清单可能包括以下关于自伤的坏处,诸如丑陋的疤痕、感到羞愧、被人拒绝、不被尊重、不得不隐藏疤痕等(关于自伤的更多坏处,见第六章)。把这张清单带在身边,每当你真的想自伤时,就把它拿出来。在你的脑海中一遍又一遍地回顾自伤的所有坏处。慢慢地,这些坏处会更自动地出现在你的脑海中,意识到这些坏处可能会帮助你抵制自伤的冲动,而去做其他的事情。

小结

- 你的生物性因素和人格特质可能是导致你自伤的风险因素。
- 童年经历,如性虐待或身体虐待、情感或身体上的忽视、与照顾者的不良关系,或者严厉的惩罚,都会增加自伤的风险。

- 积极的结果,如情绪上的缓解或其他人的反应,可以强化和维持自伤行为。

- 你越是自伤,就越容易自伤,且越会关注自伤的好处(而忽视它的坏处)。

- 你对自身应对能力和自伤能力的判断、对如果自伤会发生什么(比如积极的结果)的信念以及对自己身体的态度,都会对自伤发生的概率有影响。

- 你可以采取行动,克服自伤行为。

现在你对自伤的一些原因有了更多了解,我们将在下一章继续讨论与自伤相伴随的一些问题。正如你可能知道的那样,自伤往往与抑郁症、焦虑症和酗酒等问题形影不离。在康复的道路上,你需要知道还可能会遇到什么问题。

第四章　伴随自伤的精神障碍

　　珍正在努力阻止自己的自伤行为,但她总是在悲伤和抑郁面前败下阵来。她从16岁父亲去世起就受抑郁症困扰,17岁起开始自伤。那时,她发现自伤会分散伴随抑郁而来的关于自己所有负面想法的注意力。因此,抑郁发作的时候总是她最可能自伤的时候。即使她最终控制住了自伤冲动,可以连续几周不伤害自己,但在抑郁发作时还是很难不这么做。

　　正如我们所提到的,人们开始自伤时通常是为了解决令其苦苦挣扎的其他问题,如难以承受的情绪或关系问题。然而,随着时间的推移,自伤可能变得失控,造成更多的问题,让本应被解决的问题恶化!这就像你已背着一百磅的东西走着,但有人又给你加了一百磅(这就是自伤)。当自伤和其他问题一起压在你身上的时候,你会越来越难承受。

　　有自伤行为的人往往会有什么样的问题呢?如下文所述,自伤者常常伴有其他令其生活困难的精神问题。在本章,我们将告诉你一些伴随自伤的最常见的心理健康问题及相应的治疗方法。

精神障碍和伴随自伤的症状

　　许多(但不是全部)自伤者都有某种精神障碍。例如,你可能注意到,除了自伤之外,你还会有抑郁或焦虑、创伤后应激障碍或 BPD 的症状。如果是这样,你或许已经发现,在自伤基础上再应对精神障碍的症状可能让你更加难以承受。伴随着抑郁或其他障碍的压力,你将更难抵制自伤冲动。事实上,如果你正饱受其他精神障碍症状的折磨,就可能会通过自伤来缓解这些症状(例如,为了应对焦虑或紧张,缓解担忧,或者转移对悲伤或抑郁的注意力)。因此,了解伴随自伤的相关障碍是很重要的。下面,我们将讨论自伤者中最常见的精神障碍及其可能原因,以及可以考虑的治疗方案。

边缘型人格障碍

到目前为止,大多数人听到"自伤"时便想到的障碍是边缘型人格障碍(BPD)。这是有原因的:多达 75% 的 BPD 患者会有自伤行为(Gunderson, 2001; Linehan, 1993a)。可能最保守的估计是,大约 25% 的自伤者会被诊断为 BPD(Andover 等,2005; Herpertz 等,1995)。那为什么自伤和 BPD 之间会有如此强烈的关联呢?

自伤是边缘型人格障碍的诊断标准之一

一个最主要的原因可能是,自伤是 BPD 的诊断标准之一。在技术层面,BPD 有九条诊断标准,至少要满足其中五条才能确诊。这些诊断标准包括:

- 极力避免被遗弃;
- 一种不稳定的人际关系模式;
- 身份紊乱;
- 有自我毁灭的冲动;
- 有自杀或自伤行为;

- 情绪不稳定；

- 长期的空虚感；

- 强烈的愤怒或难以控制发怒；

- 短暂的与应激有关的偏执观念或分离症状（感觉与你的身体或周围环境疏远或脱节）。

综合来看，BPD的诊断标准体现了生活中多个方面的不稳定性。患有BPD的人不仅在情绪中挣扎，而且经常在人际方面有混乱和纠缠不清的关系。他们有时也同自己的身份作斗争，不知道自己到底是谁或是什么样子的。患有BPD的人还因很难控制冲动或自我毁灭的行为而深陷其中。

因为BPD的诊断标准之一就是反复的自伤或自杀行为，所以BPD患者和自伤者有如此高比例的重叠也就不足为奇了。因为自伤是BPD的症状之一，所以许多BPD患者基本上都会有自伤行为。而且，如果你经常自伤，就已经符合BPD诊断标准之一了。因为BPD有九条诊断标准，只需要满足五条就可以得到确诊，而自伤者只需要再满足四条即可。因此，自伤者比不自伤者更可能被诊断为BPD。

情绪调节问题

当然，BPD和自伤相关联的另一个原因是情绪管理。与自伤者一样，患有BPD的人也很难管理自己的情绪。当他们不高兴时，往往不知道如何让自己感觉更好。而且，患有BPD的人似乎一开始就比普通人更情绪化（Levine, Marziali 和 Hood, 1997）。因此，患有BPD的人经常体验到强烈的痛苦情绪，而这些情绪会让他们感到害怕，感觉无法控制、受到威胁。

一个真正情绪化的人，却又不知道如何管理情绪，这就像在开一辆没有刹车却动力十足的汽车。而且,对某些人来说,自伤就是紧急刹车,每当他们开始失控时就可以使用它。由于自伤可以很好地缓解情绪上的痛苦,因此人们会在感到不知所措或失控时依赖它。

那么,这与BPD和自伤之间的联系有什么关系呢? BPD患者和自伤者似乎都有情绪管理方面的问题。这两类人都在与情绪作斗争,并且很难找到健康的方法来缓解情绪痛苦。事实上,我们认为,BPD患者和自伤者的一个共同点是:都想要回避或摆脱他们的情绪痛苦(Chapman,Gratz和Brown,2006)。

尽管自伤和BPD只是经常表现出形影不离的关系,但许多人仍然错误地认为每个自伤者都一定患有BPD。这种不假思索地将任何自伤者诊断患者BPD的观念是不合逻辑的,而且可能是有害的。这就像根据"有些四条腿的动物是狗"这一条件,就假设"每一个有四条腿的动物都是狗"一样。如果有人基于这种观念收养一只北极熊(当成狗)作为宠物,那么这是多么危险的假设!而且,这种假设根本不准确。事实上,大多数研究发现,自伤者中只有不到50%的人符合BPD的诊断标准。因此,治疗师如果认为任何自伤者都一定患有BPD,往往容易出错。而且这种假设会导致误诊和不适当的治疗。无论你是否符合BPD的诊断标准,了解这一点将有助于你为自伤找到正确的治疗方法。

针对 BPD 的有效治疗

正如我们在《边缘型人格障碍生存指南》(New Harbinger Publications, 2007)一书中描述的那样,对于BPD存在有效的治疗方法,而且仅仅患有BPD并不意味着你将终生与这种障碍作斗争。

到目前为止,对BPD最为有效的治疗方法是辩证行为疗法(DBT;Linehan, 1993a)。我们将在第八章中告诉你更多关于DBT的信息。现在,你只需要知道DBT结合了个体治疗和团体治疗,并教你调节情绪、

容忍痛苦、处理人际关系以及觉察当下等方面的技能。因为 DBT 认为
BPD 和自伤都与情绪管理困难有关，所以会教授来访者各种管理情绪的
技能。

除了 DBT 之外，其他治疗 BPD 的方法也有良好的效果。特别是心
智化治疗（mentalization-based treatment）（MBT；Bateman 和 Fonagy，
1999，2001，2008），已被发现对治疗 BPD 以及帮助 BPD 患者停止自伤很
有效。在第八章中，我们将带来更多关于 MBT 的信息。其他治疗方法，
如图式疗法（schema-focused therapy）（Young，1994）和移情焦点疗法
（transference-focused psychotherapy）（Clarkin 等，2007），也可以帮助
BPD 患者。虽然这些治疗方法比较新颖，并没有很多的研究支持，但好
消息是，现在有各种不同的方法可以帮助 BPD 患者。

创伤后应激障碍

在珍小的时候，她的父亲有酗酒问题，并对她进行过身体和性
的虐待。多年来，她总是被噩梦、闪回所困扰，一直觉得她应该为父
亲对她所做的一切负责任。除了能帮助她缓解抑郁症状外，珍发现
自伤有时还会让她更容易应对与童年创伤有关的症状。例如，当她
为所发生的事情自责时，她常常觉得自伤是她"应得的"惩罚。她还
发现，自伤可以迅速切断对虐待的侵入性思维和记忆。因为自伤能
帮助她应对抑郁和创伤后的压力，所以她很难停止。

另一种在自伤者中相当常见的精神障碍是创伤后应激障碍
（PTSD）。大约 50％的患有创伤后应激障碍的人报告说，他们在生活中
的某个阶段曾经伤害过自己（Cloitre 等，2002）。创伤后应激障碍是一

个人在经历了创伤性事件后发生的一种障碍。尽管许多人用"创伤"一词来指任何令人痛苦或不安的事件,但《精神障碍诊断与统计手册(第四版)》(DSM-Ⅳ,精神病学家和心理学家用来诊断心理健康问题的手册)对"创伤性事件"有一个具体的定义,它与大多数人的想法有些不同。根据 DSM-Ⅳ,当某人经历了对其自身的安全或福祉的严重威胁(或目睹另一个人经历了这样的威胁或严重伤害),并因此体验到害怕、无助或恐惧的感觉时,就会产生创伤体验(APA,1994)。

许多经历过创伤性事件的人都能找到应对方法并继续生活,不会发展成创伤后应激障碍。然而,有些人在创伤性事件发生后的几个月甚至几年内都会出现持续的症状。其中一些症状包括:

- 回避所有关于创伤的想法和记忆;
- 回避使你想起创伤性事件的地方或人;
- 有反复出现的侵入性记忆;
- 情感麻木;
- 难以入睡或易醒;
- 总是处在警觉状态,好像每个角落都潜伏着危险;
- 变得"神经质",或容易受到惊吓;
- 会有与创伤性事件相关的噩梦或闪回(感觉就像再次经历了一遍一样);
- 有解离症状。

正如我们在第三章中所提到的,许多自伤者在童年时都经历过身体、性或情绪上的虐待。而且,这些类型的经历或许非常具有创伤性,可能导致创伤后应激障碍(特别是在虐待是长期的、重复的,或由照顾者实施的情况下)。因此,创伤后应激障碍患者和自伤者之间有一些重叠并不令人惊讶。

对于患有创伤后应激障碍的人来说,自伤是一种缓解想要回避的或难以承受的情绪和体验的方式,它和创伤性事件有关。例如,如果你有创伤后应激障碍,可能就会发现自伤可以阻止有关创伤性事件的侵入性思维,缓解创伤相关的痛苦情绪,或者在你做噩梦或有闪回时安抚你。还记得我们提到过的,有些人伤害自己是为了摆脱解离状态吗?解离在创伤后应激障碍患者中也很常见,自伤可能有助于缓解这些症状。

因为自伤和创伤后应激障碍有一些相同的风险因素和原因(例如,童年时的虐待),而且自伤对于应对创伤后应激障碍症状有很大的帮助(在短期内),所以许多创伤后应激障碍患者选择自伤作为应对之策就不奇怪了。

自伤让 PTSD 康复更难

尽管自伤可能会在短期内暂时缓解创伤后应激障碍的痛苦症状,但实际上从长远看,它可能使事情变得更糟。你可以对此作如下理解。患有创伤后应激障碍的人基本上害怕三件事。

1. 对创伤性事件的回忆,这些回忆会让他们感到恐惧和不安。
2. 某些使他们想起创伤性事件的人、地方和情境。
3. 与创伤性事件相关的痛苦情绪。如果这些记忆、感受或人和地方实际上并不危险(也就是说你现在不可能受到伤害),你的恐惧就是我们所说的"假预警"。这意味着你会感到害怕,但当下并没有真正的威胁。

也许你没想到,克服这种恐惧的最好方法是让自己一次又一次地接触你所害怕的东西,直到你意识到并没有坏事发生。你会注意到,和你害怕的东西接触时间越长(或者和让你不安的记忆或感觉一直保持接触),却没有任何坏事发生,你的恐惧就会越少。这被称为习惯化,意味着你的身体正在习惯于可怕的情境或事物。

问题是,让自己处于惊恐的情境中可能是世界上你最不想做的事情了。你宁愿逃避那些想法和记忆,远离让你害怕的人或地方,或以其他方式逃避恐怖、不安和痛苦的感受。自伤是逃避这些感受的一种方式。如果你通过自伤(或者是逃避那些地方、人和记忆)来消除恐惧,你就阻碍了习惯化过程,从而让恐惧继续存在。结果是,下次在那些情境下你还会感到同样的恐惧,那些记忆、痛苦的感受、相关的人和地方依然会令你感到同样的可怕和难以抵抗。如此,自伤实际上就在阻止创伤后应激障碍的康复。

创伤后应激障碍的有效治疗

如果你有创伤后应激障碍,好消息是,有些非常有效的治疗方法可供使用。研究表明,治疗创伤后应激障碍的最佳方法是一种叫做延时暴露(prolonged exposure)的认知行为疗法(CBT)。它让当事人在一个安全的环境(如治疗师的办公室)中反复体验创伤的记忆。经过这种治疗后,人们通常就不会感到那么害怕了,噩梦和闪回变少,也不再回避相关的人和地方(Foa, Keene 和 Friedman, 2004)。

CBT 通常还包括认知疗法(cognitive therapy)。在认知疗法中,你和治疗师会花时间弄清楚哪些类型的思维模式可能导致创伤后应激障碍的症状。这些模式包括对他人的不信任、对自己的负面想法,担心自己处于危险之中或自己会成为受害者等。在认知疗法中,首先要努力觉察你自己的想法,然后尝试改变那些似乎对你不太管用的思维模式。但是有研究表明,如果只用认知疗法(不用暴露疗法)的话,效果不如同时采用暴露疗法和认知疗法好(见 Resick 和 Calhoun,2001)。

你可能还听说过其他类型的治疗方法。眼动脱敏和再处理(eye movement desensitization and reprocessing, EMDR; Shapiro 和 Forrest, 1997)是其中之一。在 EMDR 中,你在经历长时间的创伤记忆暴露的同时观察治疗师的手指来回横向移动。这背后的逻辑是,某些类型的眼球运动可以使暴露疗法的效果更好。然而,在一些研究中,研究人员发现 EMDR 实际上并不比延时暴露疗法更有效(Bradley 等, 2005; Taylor 等,2003)。而且,这些发现让许多研究人员认为,EMDR 中的眼球运动实际上可能并不必要。

如果你正在寻找创伤后应激障碍的治疗方法,请记住,一般来说,在你开始深入创伤记忆前,最好努力停止自伤行为。这是因为进入这些记忆时在感受上可能是令人非常难以承受的。而且,如果你还没有学会处理情绪的相关技能,那么当你感到难以承受时,你觉得自己会怎么做?你很可能会想伤害自己,因为这样做能让你感觉更好。

这并不是说在你完全放弃自伤前不能开始创伤后应激障碍的治疗,但最好保持谨慎。开创 DBT 的玛莎·莱恩汉博士特别指出,在停止伤害自己(或停止自杀企图)并学会其他管理情绪的技能之前,最好不要去处理童年性虐待的问题(Linehan, 1993a)。当你阅读第十二章的时候,你可以从中获得管理情绪技能方面的特别帮助。

抑郁症

自伤也与抑郁症及其症状有关(Klonsky, Oltmanns 和 Turkheimer,2003)。重度抑郁症(MDD)是指在连续两周或更长时间内有以下症状:

- 悲伤和空虚;

- 食欲或体重的变化，或两种变化都有；

- 睡眠问题；

- 注意力集中困难；

- 具有无价值感和对未来感到无望的想法；

- 在活动中失去乐趣；

- 动机和精力不足；

- 有死亡的念头；

- 有自杀想法。

我们认为抑郁症与自伤有关的原因之一是，抑郁症患者会深陷于情绪困扰和不安的想法中，而自伤可能是处理这些体验的一种应对策略。自伤或许能转移你的忧虑或负性思维，抑或暂时缓解悲伤或空虚的感受。

另外，抑郁症患者经常认为自己有很大的缺陷或没有价值，这类想法有时会引发自伤。正如第三章提到的，人们有时会通过自伤来惩罚自己。有时抑郁症会伴随着强烈的自我厌恶感。因此，如果你是抑郁症患者，并有这些感觉，你可能会想通过自伤来惩罚自己。

也有证据表明，抑郁症所涉及的生物性因素会在自伤中起作用。正如第三章提到的，抑郁症患者和自伤者大脑的血清素系统存在问题。血清素是一种神经递质，可以调节情绪、饥饿、温度、性活动、睡眠和攻击性等。低水平的血清素活动与抑郁症和情绪困扰有关。因此，自伤和抑郁症之间的另一个共同关联可能是血清素系统的问题。

对抑郁症的有效治疗

与创伤后应激障碍不同，你无须等到停止自伤后再去治疗抑郁症。虽然我们仍然建议把停止自伤作为首要任务，但是，如果你在接受抑郁症治疗时常常伤害自己，那也并不危险，事实上，如果抑郁症得到改善，你可能会发现能更容易停止自伤。

幸运的是,对抑郁症有好几种非常有效的治疗方法。研究最多的是认知疗法(Beck 等, 1979)或认知行为疗法(CBT)。如前所述,认知疗法有助于改变那些在生活中给你带来问题的想法。因此,在针对抑郁症的认知疗法中,你和你的治疗师致力于改变你对自己、世界和他人的消极想法。你也可以处理自己的无价值感,这种无价值感可能和你认为自己有缺陷、不值得被爱或无能的想法有关。

治疗抑郁症的另一种方法是行为激活(behavioral activation)(也是CBT 中的重要部分)。行为激活需要你主动地克服抑郁症。基本的目标就是让自己越来越多地参与到喜欢的、让你感到有能力的活动中。

事实上,自 20 世纪 90 年代初以来,研究人员发现 CBT 的行为激活部分的效果非常好,许多人甚至并不需要专注于改变他们的想法(Dimidjian 等, 2006; Jacobson 等, 1996)。相反,只要改变行为就可以同时改变情绪和想法,并减少抑郁症状。一项研究表明,对于患有严重抑郁症的人来说,行为激活和抗抑郁药物治疗的效果一样好,而且比认知疗法更好(Dimidjian 等, 2006)。

还有一种有效的方法是人际关系治疗(interpersonal therapy, IPT; Weissman, Markowitz 和 Klerman, 2000)。与认知疗法或行为激活不同,IPT 并不侧重于帮助你改变想法或行为。相反,它的重点是帮助你改变关系。IPT 认为,抑郁症是由人际关系问题造成的,如缺乏人际关系、与他人发生冲突、缺乏社会支持、因失去亲友而悲痛,或难以应对角色的变化(例如,成为配偶或父母,或者适应离婚后的生活)。在 IPT 中,你和你的治疗师致力于处理这些关系问题,以改善生活并减少抑郁症状。到目前为止,研究表明,IPT 可能和认知疗法一样有效,特别是对患有严重抑郁症的人来说(Parker 等, 2006)。

进食障碍

在自伤人群中，还有一种常见的障碍是进食障碍。在一项研究中，大约44%的自伤者有某种进食障碍（Zlotnick，Mattia 和 Zimmerman，1999）。你可能已经知道，进食障碍有如下几类：神经性厌食症、神经性贪食症和未确定的进食障碍。患有神经性厌食症的人限制食物摄入以防止体重增加。患有神经性贪食症的人会暴饮暴食（一次吃非常多的食物），然后试图通过呕吐、使用泻药或进行极端运动来减少卡路里摄入。

你可能想知道为什么进食障碍有时会与自伤形影不离，可能的原因如下所述。

处理情绪困难

第一个原因是：自伤者和患有进食障碍的人都很难管理自己的情绪。暴饮暴食和催吐往往是应对强烈情绪的方法。而吃也是人们进行自我安抚时最常用的方法。自伤者和患有神经性贪食症的人在心烦意乱时很难控制自己的情绪。因此，他们所采取的应对策略能让人在当下感觉舒服，但从长远看却有很大的弊端。

对自己的身体不满意

自伤者和患有进食障碍的人重叠的第二个原因是：他们都经常对自己的身体感到不满意。正如第三章所提到的，导致自伤的一个原因是对自己的体形或体重的负面看法。如果你在乎自己的身体，或者讨厌自己的身体，那么就很容易伤害自己。而且，对体形和体重的负面看法在进食障碍中也起着重要作用，让自己少吃或者通过催吐来清除食物。对自己的身体不满意或认为自己很胖的人，更有可能通过挨饿来减肥。对自己的身体不满意或害怕发胖但又要通过暴饮暴食来安抚自己的人，更有可能通过催吐来清除食物。

控制感

自伤者与患有进食障碍的人重叠的第三个原因是：渴望有控制感。人类的一个基本需要是：至少在生活的某些方面有控制感。因为感觉自己完全失控是非常可怕和痛苦的，所以很多人会不惜一切代价去试图获得某种控制感。而自伤和限制进食是有助于做到这点的两种方法。

人们的确会经常说，当他们自伤时会有一种控制感。例如，也许你觉得生活中唯一可以控制的事情就是何时、怎样以及在多大程度上伤害自己。如果你感觉你的情绪、人际关系和生活好像经常失去控制，那么做一些完全在你掌控之内的事情（比如自伤）可能会给你带来小小的权力感和能力感。

有些来访者告诉我们，尽管可能无法控制自己的感受或其他人对待他们的方式，但至少他们可以控制如何伤害自己这件事。自伤之所以能很好地提供一种控制感，一个主要原因是许多人发现故意对自己造成身体伤害是非常困难的。因此，自伤可能是大多数人永远无法做到的事情。而且，似乎有力量和决心去做大多数人害怕做的事情会让人感到有力量和有控制力。

这与限制进食的情况很相似。限制进食的人常说，他们觉得这样做有一种控制感。当感觉生活中的其他事情都无法控制时，他们至少可以控制自己的进食时间和数量。而且，因为绝食通常是一件非常困难的事情（因为人都需要食物才能生存），所以它让人感到自己非常有力量感和掌控感。

问题是，这种通过自伤和限制进食而产生的控制感实际上是一种假象。随着时间推移，自伤和限制进食的行为都会变得失控。如果你这么做，那么你就很有可能开始被自伤和限制进食的欲望控制（而不是相反）。

总之,自伤者和有进食障碍的人往往有三个共同的因素,这也许可以解释为什么自伤和进食障碍往往形影不离。这些因素包括:

- 很难调节情绪;
- 对自己的身体不满意;
- 渴望有控制感。

对进食障碍的治疗

不同的治疗方法对不同类型的进食障碍有帮助。对于神经性贪食症,最常见的治疗方法是CBT。已经有超过50项关于CBT治疗神经性贪食症的研究,其结果相当令人鼓舞。例如,在整个治疗过程中,人们的暴饮暴食和催吐行为一般会减少80%;在治疗结束时,约有40%至50%的人完全停止暴饮暴食和催吐行为(Wilson, Grilo和Vitousek, 2007)。

在用CBT治疗神经性贪食症的过程中,治疗师会帮助你做几件事:

- 改变那些让你催吐的有关身体的看法;
- 建立规律的进食模式,消除节食行为;
- 减少对某些食物(如甜点或高脂肪食物)的恐惧;
- 更有效地管理情绪和解决生活中的问题;
- 预防复发,以免回到暴饮暴食或催吐的状态。

另一种比较有效的治疗神经性贪食症和暴食症的方法是DBT。因为DBT的目的是帮助人们有效地管理情绪,研究者认为它可能也很适合暴饮暴食的人。对DBT团体治疗(包括技能小组,但没有个体治疗)的研究发现,DBT对暴饮暴食或贪食症患者有很好的效果,治疗结束时有高达 89％的来访者停止了暴饮暴食（Safer, Telch 和 Agras, 2001；Telch, Agras 和 Linehan, 2001）。关于 DBT 的好消息是，它也是治疗自伤的最佳方法之一。因此，如果你深陷神经性贪食症或暴食症和自伤之中，也许可以通过使用 DBT 来同时解决这两个问题。

CBT 也是治疗神经性厌食症最常见的方法之一（Bulik 等，2007）。此外，还有证据表明，基于家庭的治疗方法对患有神经性厌食症的青少年很有效（Eisler 等，2000；Geist 等，2000；Robin 等，1994；Robin, Siegel 和 Moye, 1995）。通常，神经性厌食症治疗的重点是：使体重正常化、提高自尊、改变对身体的负面看法以及帮助解决人际或家庭问题。尽管神经性厌食症的治疗效果并不像神经性贪食症的治疗效果那么乐观，但研究发现，多达 40％至 60％的患者在治疗后可以恢复到正常体重。

物质使用障碍

最后一个在自伤者中常见的障碍是物质使用障碍。大约 52％的自伤者符合物质使用障碍的标准（Zlotnick, Mattia 和 Zimmerman, 1999）。物质使用障碍有两种基本类型：物质滥用和物质依赖。如果你有物质滥用行为，这意味着你对某种特定物质（如酒精）的使用在生活中造成了问题。例如，喝酒可能会导致与你亲近的人产生冲突。

物质依赖更像是大众所理解的"成瘾"。物质依赖基本上意味着你难以摆脱某种物质，而且至少有以下体验：

- 你很难阻止自己使用酒精或其他物质。
- 你总想使用或努力计划使用酒精或其他物质。
- 当你停止时，会有不舒服的症状（戒断症状）。

- 你对该物质的耐受性会随时间推移而变得越来越高,因此需要更大的量才能让你兴奋。

为什么许多自伤者也有酒精等物质使用问题呢? 就像进食障碍和BPD一样,有物质使用障碍的人和自伤者似乎都有管理自己情绪的问题。而且,酒精等物质像自伤一样,是让人在当下感觉更好的有力方法。因此,如果不知道还有其他方法可以缓解情绪痛苦,你就可能会求助于酒精或自伤。渴望摆脱情绪痛苦是非常正常的。只不过自伤者或使用酒精的人往往没有学会使用其他方法让自己感觉更好。

物质使用障碍的治疗

如果你深陷于物质使用障碍,那么好消息是有好几种治疗方法会对你有帮助。最适合你的治疗方法取决于你有什么样的物质使用障碍。

例如,研究者通常建议,如果你对酒精有依赖,那么除了药物治疗外,最好还要接受心理治疗。心理治疗方法有很多,但有证据表明有效的是如下几种。

认知行为疗法(CBT)。(1)帮助你改变导致你酗酒的思维模式;(2)教你管理情绪、与他人打交道、拒绝酒精以及解决生活问题的技能;(3)教你识别和处理可能会让你复发的因素。

动机增强治疗。(1)帮助你获得停止使用酒精的动机;(2)帮助你制订戒断的行动计划。

预防复发。以下方式可帮助你避免复发:(1)教你处理高风险情境(有酗酒危险的情境)和冲动的应对技能;(2)教你如何以不同的方式思考复发问题(不把它看作失败,而是看作失误);(3)帮助你避免高风险情境。

还有其他治疗方法也是不错的,例如,匿名酗酒者协会(Alcoholics

Anonymous)的 12 步计划。此外，有证据表明 DBT 对物质使用障碍也有帮助。因此，如果你患有 BPD，DBT 对你来说可能是一个非常好的选择。

小结

- 有些精神障碍往往伴随自伤，会使停止自伤变得更加困难。
- 伴随自伤的常见障碍是边缘型人格障碍、创伤后应激障碍、抑郁症、进食障碍和物质使用障碍。
- 对于这些障碍，都存在有效的治疗方法。
- 在理解并能应对自伤以及学会其他有效的情绪管理技能之前，主动处理过去的创伤经历是需要慎重考虑的。

在本章中，我们回顾了一些伴随自伤的最常见的精神障碍。希望这些信息能够帮助你获得所需的帮助。在下一章，我们将更多地讨论人们自伤的确切原因，聚焦自伤为何种需求或目的服务。

第五章　人们为何自伤

苏珊知道她不应该再割伤自己了。每次割完的时候,她都和自己说不可以再发生这种事。然而,每一次自伤后的短短几天内,她就发现自己像飞蛾扑火一样被剃刀吸引。尽管她知道自己事后会后悔,而且对自己感觉更差,但这些在当时似乎并不重要。当她真正感到压力或孤独时,所想到的只是如果割伤自己,就会感觉好很多。尽管痛苦的缓解是短暂的,但出于某种原因,她只能看到这片刻的释放。

到目前为止,我们已经列举了很多关于自伤的事实,解释了什么是自伤,什么不是,可能伴随自伤的各种问题,以及一些可能导致自伤的因素。在本章中,我们将讨论人们为什么要伤害自己。特别是阐述关于自伤的最常见的一些原因,并解释究竟人们可能会从自伤中得到什么。

不管你是否伤害过自己,自伤本身可能是人类最大的谜团之一。在某些方面,自伤似乎违背了人类最基本的内驱力之一:自我保护。人类花了大量的时间和精力,试图满足自身对安全、被保护和舒适的需要。而从表面上看,自伤似乎与此相反,因为它是要故意造成身体组织伤害。事实上,我们认为这就是自伤让人感到困惑和震惊的一个原因。

尽管看起来自伤似乎违背了自我保护的内驱力,但事情并不总是像看起来那样。正如第二章所讨论的,自伤实际上可以帮助人们满足一些基本的人类需要,包括感觉舒服和受到保护。事实上,正如我们在下文讨论的那样，人们经常说，自伤让他们感觉更好、更平静，对自己更有信心（至少在当下）。

自伤的常见功能

自伤的目的是什么？它能帮助人们满足什么需要？下面，我们将讨论人们自伤的一些最常见的原因。

感觉更好

自 20 世纪 90 年代末以来，很多研究者都探讨过人们为什么要伤害自己，而这些研究表明，人们自伤的最常见的一个原因是为了在某种程度上感觉更好。对许多人来说，让停止自伤变得如此困难的主要原因之一就在于，他们在伤害自己之后感觉好了很多。事实上，情绪上感觉更好是之前提到的人类基本需要之一。所有人都需要用某种方式来帮助自己感觉更好，没有人希望情绪上的痛苦永远持续下去。而且，尽管从长远来看有坏处，但从短期来看，自伤在缓解情绪困扰方面效果显著。对于处于巨大情绪痛苦中的人来说，这种快速起效、几乎确保可以缓解痛苦的方式成为一种强大的动力，使他们不断地伤害自己。

当前，对于自伤使人感觉更好的原因并不完全明晰，我们认为可能有以下几方面原因。

分散注意力

一个原因是，自伤可能会分散你对情绪痛苦的注意力。似乎自伤造成的身体疼痛或身体损伤特别能分散注意力。就好像突然的疼痛，或看到组织损伤或血迹，会吸引你的注意力，让你远离不安。举个例子，假设你感到非常不安，无法停止思考刚和父母吵架的事情。突然，你被地板上的一只鞋绊倒,小腿撞到了咖啡桌。在那一刻,你腿上的疼痛可能会抓住你所有的注意力,使你无暇顾及有关争吵的想法和感受。在那一刻,你所关注的只有腿上的疼痛。对某些人来说,自伤的功能就像是这样。而且,即使是自伤时没有体验到疼痛的人,血或自伤的其他结果仍然可能会吸引他们的注意力。无论分散注意力的是自伤的哪部分,只要注意力集中在其他方面而不是让你心烦意乱的事情上,你就不会觉得那么心烦了。

表达感受

自伤也可以帮助人们表达无法表达的感受,从而让他们感觉更好。我们的许多来访者都描述他们曾经历过强烈的情绪困扰,却无法用语言来表达。好像痛苦太强烈,以至于似乎无法用语言表达出来。事实上,一些来访者告诉我们,试图将痛苦用语言表达出来看起来是淡化了痛苦,事实上反而让他们感觉更糟糕。那么,这与自伤有什么关系?对某些人来说,自伤这样的极端行为似乎是表达强烈情绪体验的最佳方式。好像皮肤上的可见伤疤比语言更完整、更生动地描绘了他们的痛苦。在这种情况下,有些人认为,伤害自己可以更充分地表达自己的情绪,这比单独通过语言表达更有效。出于这个原因,自伤成为一种表达痛苦的方式。由此我们得出一般的应对原则,表达和交流情绪上的痛苦有助于缓解或减轻这种痛苦。

释放负面情绪和压力

自伤可以让人感觉更好的另一个原因是为难以承受的紧张和消极情绪提供了一个泄压阀。当体验到强烈情绪的人没有办法表达这些情绪时,他们会觉得自己像一个压力锅,而上面的调节器却是坏的。好像所有与感受相伴随的能量都被封存在里面,直到让人觉得自己快要爆炸了。对一些人来说,这可能会产生难以忍受的紧张感,以至于他们会做任何事情来加以逃避。自伤可能就是释放这种紧张感的一种方式。就像打开压力锅上的泄压阀一样——蒸汽被释放，你的紧张感也就飘走了。

事实上，在某些方面，自伤与一些治疗感染的医疗方法相似。当你被虫子咬了时，被咬的部位会发炎，以试图对抗感染。这可能会导致皮肤下的液体堆积，这些液体最后需要被释放出来。对应的治疗方法包括在被咬伤的部位进行穿刺，或切割或刺穿伤口，以使液体流出。这类治疗背后的逻辑是，积聚的液体并不健康，因此需要从身体中释放出来。

同样，有些人经历了情绪的积聚，这些情绪如此激烈和令人不快，以至于他们拼命地想要找到某种方式来释放它们。而此时，自伤可能是一种非常有力和有效的方式。

让情绪痛苦更清晰、更具体

许多自伤者描述自己经历了难以承受的情绪痛苦，却不清楚到底是什么感觉。好像所有的情绪都混杂在一起，形成一个巨大的球，没有办法把它们分开，并弄清楚其中都包含些什么。问题是，不知道自己的感受实际上会让人感到更加痛苦和难以承受。将情绪澄清，或确切地知道正在感受什么情绪，可以使情绪看起来更容易管理。事实上，调节情绪的一个重要技能是给这些情绪贴上标签并加以描述。如果人们没有学会这种技能，只知道自己感觉"糟糕"或"可怕"，就很难管理这些情绪，也不知该如何让自己感觉更好。

那么，自伤是如何成为其中一部分的呢？有些人说，当看到自己皮肤上的伤疤时，就好像他们内心的痛苦被显现出来，直接展示在了皮肤上。例如，割伤、瘀伤或烧伤等的痕迹，是他们内心煎熬的外部标志。因为这些是有形的、具体的（不像情绪，看不到也摸不着），可让他们内心翻腾的情绪痛苦变得更加清晰、具体和集中。如果你有这种经历,你可能已经注意到,当情绪更清晰、更具体时,感觉更容易控制它们。似乎知道你的感受,并在面前"看到"你的情绪,就能让你更容易处理它们。事实上,这也可能是帮助和鼓励人们把感受写出来的原因之一。因为通过把感受写出来,你把情绪从内心取出来,直接放在纸上,可能会使它们看起来更清晰,更有条理,也更容易处理。

惩罚自己

这个原因可能看起来与我们讨论的其他原因几乎相反。惩罚自己似乎会让人感觉更糟,对吗? 对某些人来说可能是的,但对另一些人来说,惩罚自己实际上可以减轻情绪痛苦。那些说他们自伤是为了惩罚自己的人,往往经历过难以置信的强烈的内疚和羞耻。他们可能会因自己的问题或过去的经历而自责。而这种内疚感和羞耻感是非常令人难以忍受的。事实上,一些研究表明,强烈的羞耻感可能是人们拥有的最痛苦和最难以承受的感觉之一(Tangney 和 Dearing,2002)。

那这与惩罚自己有什么关系呢? 当体验到强烈内疚感和羞耻感的人惩罚自己时,这些感觉有时会在短时间内消失(或至少是减轻)。想想司法系统你可能会理解这一点。当人们犯下严重的罪行时,他们通常会受到惩罚并被监禁一段时间。在这段时间结束后,他们因"已服过刑"而被释放出来,好像他们通过接受惩罚被赦免了罪行,并被允许继续生活。自我惩罚对一些人来说有类似的作用。他们仿佛通过惩罚自己清除了自己认为做错的所有事情。由此,还有什么比自伤更好的惩罚自己的方式呢?

当然,用自伤来惩罚自己所带来的问题是,你感受到的解脱通常是相当短暂的。这意味着你可能不得不一次又一次地惩罚自己。在自伤的那一刻,你可能会感到暂时从内疚和羞耻中解脱出来了,好像对自己进行了纠正。但是，就像已经讨论过的自伤的其他原因一样，快速从痛苦的情绪中解脱出来会让你在未来更有可能再次伤害自己。

终止解离状态

有些人说，他们想通过自伤来终止解离发作。也许你还记得，解离是你与当下、身体或周围环境脱节的体验。这种体验包括"灵魂出走"，昏昏沉沉，迷迷糊糊，不知身在何处，或者感觉不在自己的身体里。有些人描述说，他们感觉自己好像漂浮在天花板上，俯视着自己的身体和周围的人。更极端的情况下，解离可能会与此时此地完全断裂。例如，解离可能采取闪回的形式，感觉好像创伤性的经历正在再次发生。

解离有时会被用来应对当下的情绪困扰。就像自伤一样，解离可以让你通过"灵魂出走"或在心理上"离开"当下，暂时避开或逃避情绪痛苦。问题是，解离可能会失去控制，变得越来越自动化，以至于你开始觉得总是与自己以及周围的世界断联。这会让你变得非常不适和痛苦，以至于你要急于寻找某种方法来终止它。

但不幸的是，解离并不总是那么容易终止。特别是当它比较严重或以闪回的方式出现时，个体很难将自己带回此时此地。然而，自伤是一种似乎有效的方式。因为自伤会带来身体上的痛苦，吸引人们的注意，让他们回到当下。而且，有些人发现自伤是最能迅速终止解离状态的方式。

获得极致体验

到目前为止，我们一直在说自伤是一种摆脱你不想要的情绪的方式，但有时它也是一种获得你想要感受的情绪的方式。对一些人来说，自伤提供了一种"兴奋"或"冲动"，让人非常亢奋甚至精神焕发。我们不知道为何自伤会给一些人带来兴奋感，可能的解释是，割伤自己或引发强烈的疼痛会导致内啡肽的涌现。而内啡肽是能让身体自然止痛的化学物质,它会在你剧烈运动后或身体受到伤害时在大脑内被释放出来,与此同时引发一种自然的兴奋。例如,长跑运动员经常描述跑完长距离后有种快感,这被称为"跑者的兴奋"。然而,就像毒品产生的兴奋或冲动一样,内啡肽产生的兴奋也可能会让人上瘾,从而使人更有可能在未来再次伤害自己。

与他人沟通

自伤的最后一个常见的原因是向他人传达某些信息。正如之前提到的,一些自伤者难以表达自己的感受,或难以将自己的情绪痛苦用语言进行描述。另一些人则不知道如何向其他人敞开心扉,或者担心这样做会让他们容易受到伤害。还有一些人曾试图与他人谈论他们的感受,却发现别人会忽视或否定他们所说的话,让他们感觉没什么用,或不被理解。在这些情况下,向其他人传达你的感受和需求可能真的很困难。

问题是,人天生是社会人,都有与他人交流的需要。感到不被认可或被误解是非常痛苦的,许多人会不惜一切代价来逃避这种感受。而且有些人发现,自伤是向他人展示感觉有多糟多痛苦的一种方式。事实上,一项研究调查了自伤的原因,发现一半的参与者报告说自伤是为了与其他人交流(Brown, Comtois 和 Linehan, 2002)。然而,几乎所有这些人都说想要沟通也不是唯一的原因,还有其他原因。因此,当自伤同时服务于许多不同的目的时,它可能更难停止。

了解自伤的功能为何如此重要

那么,了解自伤的功能对你有什么帮助?我们认为了解自伤的所有目的将有以下几方面助益。

减少羞耻感，增加自我接纳

首先，正如之前提到的，许多人对自己的自伤行为感到羞耻。另一些人则认为自己的这种行为是有问题的，或者认为这意味着他们疯了或有病。还有一些人认为，他们伤害自己，代表自己是很糟糕的人。我们现在绝对可以理解这些想法的来源。正如在"前言"中所讨论的，自伤被赋予了很大的污名，我们的社会倾向于对那些伤害自己的人给予负面评价。不像其他用来应对情绪痛苦的行为，自伤从来不被认为是可接受的。以饮酒为例。尽管社会对酗酒行为是不认同的，但在许多社交场合，人们却普遍认为适度饮酒是可以接受的。事实上，社会对饮酒有相当高的容忍度，即使人们喝到微醺的地步也是可接受的。但对于自伤来说，情况却并非如此。社会普遍认为自伤在任何程度上和任何情况下都是不可接受的。因此，可以理解为什么自伤者会对自我产生消极的想法。

问题是这并没有用。一直想着所有表明自己糟糕的事情或感到羞耻实际上会增加情绪痛苦，让你更有可能再次自伤！这就像一个恶性循环，感觉不好导致自伤，而自伤又让你感觉更糟糕（从长远来看，在暂时缓解之后），然后引发更多的自伤冲动。如果你深陷自伤之中，并且事后很害怕自己，或者因此自责，那么我们希望了解自伤的所有功能会帮助你在下一次试图（或实际）伤害自己时，能够对自己不要过于苛责。

对有些人来说，我们的希望可能看起来是一件奇怪的事情。你可能会问："当我不小心伤害自己后，为什么要对自己不要过于苛责？难道为此自责和感觉糟糕不是更有助于停止自伤吗？"事实上，很多证据表明，对某件事感到非常羞耻并不能帮助人们停止做这件事。在许多情况下，它反而会让人们更有可能再次做这件事。这可能是因为羞耻是一种非常痛苦的情绪,大多数人都会想尽办法来避开或逃避它。

不过所有这些都意味着,如果因为自伤而自责,你可能就会为再次自伤埋下伏笔。事实上,有一些针对自伤的治疗方法是教人们练习自我关怀(self-compassion),更加接纳自己。我们将在第八章中告诉你更多关于这些治疗方法的信息。

确定替代行为

第二,了解自伤的目的可以帮助你找到停止该行为的方法。有些人确切地知道自己为何如此,但其他人则不太确定。现在你了解了自伤的一些最常见的原因,希望你能对自伤对你意味着什么有了更清晰的认识。而且一旦你知道自伤对你意味着什么,你就可以朝着停止自伤的方向迈出一大步。

那怎样能停止自伤呢?最好的方法之一是弄清楚自伤对你有什么作用,以及它的目的是什么,然后找到其他方法来满足这些需要。事实上,许多治疗自伤的方法就是这样做的:治疗师帮助你弄清楚自伤的目的,然后教你用其他方法来获得你想要的东西。我们将在第八章中告诉你更多关于这些治疗方法的信息。不管怎样,这背后的逻辑是,如果只是不让你自伤却不提供满足需要的替代方式,结果注定会失败。如果你只是停止了自伤,却没有任何健康的方式替代它(例如,没有其他方式可以让你感觉更好),那么你可能会非常难以远离自伤。你需要学习其他方法来应对你的苦恼、理解和表达你的感受、与其他人沟通,等等。因此,重要的一点是:如果你想停止自伤,那么最好先弄清楚自伤对你有什么作用,然后找到其他满足这些需要的方法,并且这些方法不会产生与自伤一样的负面后果。

下面的方法可能对你有帮助。在你下次有自伤的冲动时,可以停下来想一想你为什么要伤害自己，你能从中得到什么：是想从情绪困扰中解脱出来，或是想缓解内心的紧张，或是想向别人表达你的感受，还是想为所犯的错误惩罚自己？写下关于自伤的所有目的。下面的问题会帮你弄清楚你想从中得到什么。

对你而言，自伤的目的是什么？

请用"是"或"否"来回答每一个问题。

感觉更好
- 你是否通过自伤转移对情绪痛苦或负面感受的注意力？
- 你是否想通过自伤表达自己的情绪？
- 你是否想通过自伤表达无法用语言表达的感受？
- 你是否通过自伤来释放累积的紧张情绪？

让情绪痛苦更清晰、更具体
- 你是否通过自伤，让自己能在皮肤上"看到"自己的情绪？
- 你是否想通过自伤，让你内心的痛苦更加具体和清晰？
- 你是否想通过自伤，让你的情绪痛苦从内部转移到外部？
- 看到身上的伤痕，是否会让你更容易处理你的情绪痛苦？

惩罚自己
- 当你对某件事感到内疚时，你是否会自伤？
- 你是否会为了惩罚自己所犯的错误而自伤？

终止解离状态
- 你是否为了与此时此地重新联结而自伤？
- 你是否通过自伤来停止闪回？
- 你是否通过自伤来终止与周围世界断绝联系的感觉？

获得极致体验
- 你是否为了肾上腺素的飙升而自伤？
- 当你自伤时，你是否会有一种兴奋或激动的感觉？

（续）

与他人沟通

- 你是否通过自伤来向别人表达你的感受？
- 你是否为了向别人表达你的需求而自伤？
- 你是否想通过自伤让别人明白你的感受有多糟糕？

　　现在你已经回答了这些问题，你可能对你的自伤行为有了更好的认识。这是朝着停止自伤方向迈出的第一步。要进入下一步，请继续往下读！

　　接下来，请看下面的问题，它们可以帮助你了解该怎么做而不是伤害自己。这些问题将让你思考你真正想要的东西，以及如何在不自伤的情况下得到它。因此，当你下次想要自伤时，拿一张纸，写下所有在不自伤的情况下满足需要的方法。然后，选择其中的一些方法代替自伤行为。你越这样做，就会越习惯不用自伤的方式去满足你的需要。

满足需要的非自伤方式

　　为了了解你还可以做什么而不是自伤，请针对自伤的功能，回答下面的问题。试着为每个问题想出尽可能多的答案。

感觉更好

- 你还能做些什么来使自己感觉更好？
- 你还能做些什么来表达你的情绪？
- 你还能做些什么来释放你内心的紧张？

让情绪痛苦更清晰、更具体

- 你还可以怎样弄清楚你的感受？
- 你还能做些什么来使你的情绪更清晰、更容易被理解？
- 还有什么方法可以让情绪发泄出来？

（续）

惩罚自己

- 你为什么要惩罚自己？
- 你认为自己做错了什么？
- 怎样才能更好地实现你的目标？
- 你还可以如何弥补错误（如果你犯了错误的话）？

终止解离状态

- 你还可以怎样与此时此地重新联结？
- 你还可以做些什么来与你的身体联结？
- 你还可以做些什么来感受与环境的联结？

获得极致体验

- 你还可以做些什么来使自己感到兴奋？
- 还有什么事情可能给你带来刺激感？
- 你觉得做什么事会让你很兴奋？

与他人沟通

- 你想与其他人交流什么？
- 你想让他们知道或理解什么？
- 你能做什么来传达信息而不是伤害自己？

　　既然你已经找到了满足需要的其他方法，那就试试这些方法而不是自伤。它们可能不会像自伤那样立即见效（而且一开始，它们可能没有那么好的效果），但从长远来看，它们也不会有自伤所带来的所有弊端。而且，你甚至可能发现，你会为自己做到阻止自伤冲动而感到自豪。

　　一旦苏珊弄清楚自伤的目的，她就知道自己在康复的道路上又前进了一步。她问自己，自伤对她有什么作用，以及满足了她的什么需要。一旦意识到自己通常是在感到孤独时通过自伤来使自己感觉更好，她就开始思考用其他的方法来缓解孤独感。她制定了一份可以帮助自己减少孤独感的事件清单。清单上的前几件事情是给朋友打电话、去商场和看望她的兄弟。之后，每当她感到孤独并开始有自伤冲动时，她就会做这些。

小结

- 自伤对人们来说有许多重要的目的，并被用来满足人类非常基本的需要。
- 自伤的一些最常见的功能是为了感觉更好，使情绪痛苦更加清晰和具体，惩罚自己，终止解离状态，获得极致体验，以及与他人沟通。
- 了解自伤的目的，可以帮助你在犯错和自伤时更能接纳自己。这反过来也有助于终止"自伤—自怨自艾—再次自伤"的恶性循环。
- 了解自伤的功能还有助于通过确定替代行为来终止自伤。特别是那些能满足与自伤所满足需要相同的需要的行为是最好的替代行为。

当然，自伤在短期内可以满足一些非常重要和基本的人类需要，但从长远来看，它同样有一些严重的弊端。在下一章，我们将讨论自伤可能导致的或者让情况恶化的所有问题，希望能帮助你更有动力去停止自伤（如果你还没准备好，或只是需要更多的理由的话）。

第六章　自伤有"错"吗?

一开始,戴夫认为自伤并不是什么大事,他只是偶尔这样做。当他对工作任务的截止时间感到非常紧张时,他所做的就是走进浴室,反复打自己的腿。但慢慢地,他发现了其他伤害自己的方式,比如割伤。而且割伤的次数越多,就越难停止。他在一整天的工作中都期待着回家后割伤自己。戴夫曾多次尝试不再自伤,但每次都无法抵挡强烈的自伤冲动。他的女朋友为此感到害怕和担心,试图帮助他,但当他开始对自己实施更严重的伤害时,她最终与他分手了。有一天,戴夫醒来时发现自己手里拿着一把刀,旁边的浴室地板上有一摊血。这时他意识到自己最好去寻求帮助。

在本章中,我们会讨论自伤造成的一些问题。虽然自伤可能相当有诱惑性,而且容易让人上瘾,但实际上它造成的问题比解决的问题更多,因此有充分的理由表明要停止自伤。这就是我们说自伤有什么"错"的意思。我们并不是说自伤在道德上是错误的或不恰当的(我们也不认为如此,而且自伤和其他行为一样——你这样做是因为它在某种程度上对你有用)。我们谈论的是自伤对你自己和你关心的人的负面影响。本章与第十章"主动停止自伤,增加成功机会"相辅相成。激发停止自伤动机最好的方法之一是想想自伤的重要理由。如果你觉得不容易想到,本章会对你非常有帮助。

自伤会让人上瘾

自伤造成的最大问题之一是它可能会让人上瘾。事实上，对许多人来说，自伤就像使用毒品。自伤者经常会说戒除有多难，冲动有多强烈，而且当长时间不自伤时，他们的身体有多不舒服，会感到焦躁和疼痛。

那么，我们所说的"上瘾"到底是什么意思呢？如果你对某个东西上瘾，你就会依赖它。"上瘾"是用来描述心理学家所说的"依赖"的更常见的术语。对自伤的依赖意味着你沉迷于自伤，或者花很多时间想自伤的事情，你对自己的伤害可能比想要的还多，很难停止，而且可能有戒断或耐受的症状（下文讨论）。那些对酒精或毒品有依赖的人会有非常相似的经历。下面，我们讨论依赖的不同方面是如何与自伤相互对应的。

沉迷

依赖的一个方面是沉迷（preoccupation）。沉迷意味着你花大量时间思考和计划自伤，计划自伤时间，或寻找自伤方式（例如购买或清洗剃刀）。

有些人非常沉迷于自伤。他们整天都在期待着有机会回家实施自伤行为，或者经常想着下一次自伤的情况，或者为了自伤而带着打火机或剃刀等去上班。实际上还有些人上班时会带走用来伤害自己的东西（如针头、回形针等）。

沉迷于自伤的主要问题是，它把你的时间和注意力从生活和处理日常问题上移开。最终，你没有为改善自己的生活而努力，而是把时间和精力用在试图逃避问题上。有时你可能会想："这有什么错？"这种情况是可以理解的，你可能已经注意到，当你逃避问题时，你至少会暂时感到情绪舒缓或压力减少。然而，问题在于，你不能通过逃避来解决问题。

你也可能已经发现，当你花了很多精力去逃避问题时，最终问题不会消失，甚至有时会变得更糟。因此，自伤的一个问题是，你可能会沉迷于自伤和逃避，以至于几乎没有余力去为你想要的生活而努力。

就像任何成瘾的人一样，人们会越来越沉迷于自伤。一开始，你可能只有在真正不开心的时候才会想到自伤。但是，你自伤的次数越多，你就会越觉得它好。你越觉得它好，就会越沉迷于它。托马斯·乔伊纳博士（Joiner，2002）说，你越伤害自己，就越会注意到它的良效（例如感觉更好或释放紧张情绪），就越不可能注意到它的负面效果（例如羞耻和难看的疤痕）。即使你现在并未沉迷，你也可能会变得沉迷，所以停止伤害自己的最佳时机就是现在。

终止困难

"停止自伤"说起来容易，但真正做起来却是另一回事。事实上，依赖的另一个部分是难以停止。吸烟的人经常在完全戒掉之前仍会有多次尝试，自伤可能也是如此。自伤和那些真正让人上瘾的东西是一样的。因此，要彻底戒除可能非常困难。

但好消息是，许多人做到了这一点。所以，没有理由认为你就是无法停止自伤。只是当你对自伤有依赖时，看起来好像不可能。对于吸烟（可以说是最难戒除的习惯之一），研究者发现，一个人尝试戒烟的次数越多，她或他就越能成功地永远戒掉。自伤可能也与此类似。因此，即使你多次尝试未果，也不要太灰心。你尝试的次数越多，你就越有可能在某一天彻底戒掉。所以，继续尝试吧！

造成的伤害超过预期

你可能还会发现，有时自伤的程度超过预期。例如，你可能一开始只想抓伤自己,但却发现已经划了一道很深的伤口。这是依赖的第三个部分——实施的结果比预想的更严重。

我们认为发生这种情况有三个原因。第一个原因是,你习惯了自伤,并对这种行为有了一定的耐受度,因此需要越来越严重或越来越频繁的自伤才能获得同样的效果。第二个原因是,自伤的次数越多,你对它就越有信心。当第一次自伤时,你可能会害怕造成过度伤害而非常小心,确保只使用干净的刀,确保只达到某种程度的伤害。但是,一些研究人员(Joiner,2002)认为,随着次数增多,人们会变得更有信心和更加大胆。人们好像越来越胆大妄为,也更愿意对自己造成与刚开始相比更大的伤害。

第三个原因是,许多人在自伤时并没有体验到疼痛。如果你在自伤时没有体验到疼痛,而且你真的很难过,那你可能会更严重地伤害自己,因为疼痛没有帮你踩下刹车。而且很多自伤者是在麻木、解离的状态(在这种状态下,你并没有真正意识到自己或周围的环境)下进行的。即使你在自伤时确实经历了痛苦,但如果是在解离状态下自伤,你甚至可能都不知道自己在做什么,也不知道对自己有多大伤害。重要的一点是:如果对自己的伤害超出预期,就说明你可能对自伤产生了依赖。这是一个非常好的停止自伤的理由,否则你可能会在无意中给自己造成无法估量的伤害。

耐受性和戒断反应

依赖的第四个部分是耐受性和戒断反应。虽然有些人认为耐受性和戒断反应是使用毒品所特有的,但我们认为它们在自伤中也起着一定的作用。当你需要越来越多的东西来达到同样的效果时,你就会建立起一种耐受性。这样,尽管不是有意为之,甚至没有意识到这一点,但人们还是可能会从程度较轻的切割变成危及生命的自伤。戒断反应则是指当你在一段时间内没有自伤时可能会出现的不舒服的症状。

> 朱迪思在治疗中努力尝试戒除自伤行为。她以前每天都会伤害自己，但最近停了几天。目前她感到烦躁和不舒服，并有非常强烈的自伤冲动。她的手臂（通常她烧伤自己的地方）开始产生疼痛和紧绷感。朱迪思忍不住想伤害自己，一部分是为了摆脱这些戒断症状。

耐受性和戒断反应是恶性循环的一部分，它们会让你沉迷于自伤。你对自伤的耐受度越高，要想获得同样的效果就必须伤得更重。而且，戒断症状越严重，就越难抵制自伤。我们曾经遇见过这样的来访者，他们有时只是为了终止不舒服的紧张感或者伤害自己的冲动、渴求或念头而自伤。

因此，自伤会让你陷入沉迷、耐受性和戒断反应的恶性循环。虽然可能很难做到，但打破这种循环的唯一方法就是停止自伤。而且，就像其他成瘾行为一样，比如抽烟和吸毒，在你觉得已经控制住之前，可能需要很长一段时间来摆脱自伤。因此，最重要的是：尽早开始停止自伤！越早停止，就越早获得自由。回答下列问题，可以帮助你了解你对自伤的依赖程度。

你对自伤有依赖吗？

请使用"是"或"否"回答下列问题。

沉迷
- 你是否每周都会想到自伤，甚至每天都会想好几次？
- 你是否提前计划好下次自伤的时间？

（续）

* 你是否会想到要拿东西（刀子等）来伤害自己？
* 你是否会（在家里或工作场所）寻找东西来伤害自己？
* 你是否幻想过自伤？
* 你是否发现自己在想下次自伤时是什么感觉？

终止困难

* 你是否不止一次地尝试戒除自伤？
* 你是否怀疑自己戒除自伤的能力？
* 你是否发现自己一直在尝试戒除自伤，却又回到了原点？
* 当你真的想自伤时，你是否试图阻止自己但却以失败告终？

造成的伤害超过预期

* 你自伤时造成的伤害是否有时会比预想的更严重？
* 你自伤的次数是否有时会比预想的更频繁？
* 你是否曾经伤害过自己而不自知？

耐受性

* 你是否比以前更经常地伤害自己？
* 你是否比以前更严重地伤害自己？
* 你是否使用各种方法来伤害自己（如切割、燃烧、击打等）？
* 你是否发现需要更严重的伤害才能带来同样的效果？

戒断反应

* 当有一段时间没有伤害自己时，你是否感到强烈的自伤冲动？
* 当不自伤时，你是否感到烦躁、紧张或焦虑？
* 自伤的地方是否有让你不舒服的感觉？
* 你是否有时会感觉到，除非自伤，否则一刻都忍不了？

　　如果你对每个类别中的三个或更多问题的回答是肯定的，那么你可能对自伤有依赖。继续阅读，了解更多关于你可以做些什么的内容。

　　有时你可能很难面对自己沉迷于自伤的事实。但问题是，如果没有意识到自己对自伤的依赖有多严重，你就很难真正踏上摆脱自伤的道路。意识到自伤的严重性本身并不能治愈自伤，但它是非常重要的第一步。好消息是，即使对自伤有依赖，你也已经朝着想要的生活迈出了重要的第一步（当然，假设你想要的生活是没有自伤的）。当你读完这本书时，我们希望你继续在摆脱自伤的道路上迈进。

不是每个自伤者都会上瘾

必须说，并非每个自伤者都对这种行为上瘾。当然，有一些人经常伤害自己，但并不沉迷于此，只是随心所欲地伤害自己，并不出现耐受性或戒断反应。事实上，有些人只伤害过自己几次，然后就完全停止了。即便如此，自伤几乎总是导致更多的问题，而不是解决更多的问题。而且，即使是对自伤没有上瘾的人，也需要努力通过大量的帮助和支持去停止自伤。

自伤让你的"应对肌"变得萎缩

自伤的另一个问题是，它可能会削弱你的应对技能。应对技能是你管理压力和有效处理生活问题的能力。健康的应对技能是那些帮助你减少、管理或接纳负面情绪，并能在日常生活的问题迷宫中不会迷失的技能。当使用健康的应对技能时，你会觉得自己很能干、很有效率，而且通常你也会尊重自己。而像自伤这种不健康的应对技能，只会让你在情绪上感觉好些，并不能让你对自我本身感觉更好。事实上，如果伤害自己，那么你会在事后觉得自己更没有能力，并更不尊重自己。但问题是，自伤可以使你的感受简单快速地好转，以至于让你很难想象还有其他什么方法也会有同样的效果。这意味着你可能会依赖自伤，而忘记其他健康的应对技能。

应对技能本质上很像肌肉：用进废退。如果你有锻炼身体的经验，你就知道我们在说什么。如果你习惯每天早上做屈臂训练，却在某天突然中断，你的肌肉最终会失去其曲线、张力和大小。长期躺在医院病床上的人最终发现难以行走，因为他们的腿部肌肉已经萎缩（萎缩的意思是由于缺乏使用而导致的消瘦或尺寸缩小）。我们的大脑似乎也是这样的。保持思维活跃的人似乎能够更好地抵御年老时的记忆问题（Rebok，Carlson 和 Langbaum，2007）。

这和应对技能是一样的。你越是依赖自伤来应对生活中的情绪或压力，你就越少使用其他的"应对肌"。你越少使用其他的"应对肌"，它们就会变得越弱。最终，你可能会忘记所有其他应对情绪或生活问题的方法。你会发现，在没有自伤情况下的应对就像几个月没有锻炼的人去爬山一样困难。由于自伤在当下非常有效，并能使你的痛苦快速缓解，因此最终你会很容易依赖它，以至于让其他"应对肌"变得萎缩。请回答以下问题，看看你的"应对肌"是否已经萎缩了。

你的"应对肌"萎缩了吗？

请用"是"或"否"回答下列问题。

"应对肌"问题

- 当你心情不好时，除了自伤外，你是否很难想到其他的应对方式？
- 当你心情不好时，你是否首先想到自伤，然后才想到其他应对方式？
- 你是否很难回忆起最后一次使用不同应对方式的场景？
- 除了自伤之外，采用其他应对方式是否显得太困难，或者好像需要更大的努力？
- 你是否曾经试图以某种更健康的方式来应对，但发现效果不是很好？
- 你是否曾经发现，其他应对策略并不奏效？

（续）

> - 你是否记得在开始自伤之前,你还是能很好地应对压力的?
> - 当面对生活中的挑战时,你是否感到"软弱"或"无能"?
> - 你是否怀疑自己管理情绪的能力?
> - 你是否觉得自己可能对自伤很着迷(总在想它)?

当发现你的"应对肌"比以前更弱,或者比你预想的更弱时,你可能会感到灰心。不过,好消息是,只要你重新使用它们,它们就会开始变得更强大。在第十一章和第十二章中,我们解释了几种有效的应对技能,可用来管理情绪和自伤冲动。如果开始使用这些技能,你就在康复的道路上又迈出了一步,并且会发现,在面对生活中的压力时,你感到自己变得更强大、更有力了。

自伤并不能解决问题

自伤的最后一个问题是,它实际上并不能解决问题。正如第五章所述,大多数人伤害自己是为了试图解决某个问题。但如果你伤害自己,那么你试图解决的问题可能会让你的压力更大,或者产生更多的情绪困扰。你可能是为了让自己感觉更好或减少负面情绪而伤害自己。或者,你在一段关系中遇到了麻烦,却无法想出任何其他方法向别人表达你的感受或想法。如果是这样,你可能会通过自伤来表达自己有多痛苦,或者因为自伤似乎是唯一能让人停下来听你说话的方式。你试图用自伤来解决的另一个问题可能是,你一直在做让你自己感到羞耻的事情。也许你伤害自己是为了惩罚自己,从而使自己感到不那么内疚,或者好像是以某种方式在"纠正"令你感到羞耻的事情。

问题是,尽管自伤暂时能让你感觉好一些,但它实际上并不能解决问题。它对解决问题的效果就像嚼泡泡糖一样。想象一下,你在学校里对一个要完成的项目感到非常焦虑——这个项目将决定你的最终成绩。你如此焦虑,以至于你想做的就是不去想它,因为每次想它的时候,你都会感到胃部不适。因此,你决定分散自己的注意力,坐在房间里整天咀嚼泡泡糖,而不是努力去完成任务。你花时间寻找可以吹的最大的泡泡糖,完善吹泡泡的技术,使用网络摄像头加入一个在线吹泡泡比赛,并学习怎样咀嚼以让泡泡持久不破。

尽管嚼泡泡糖可能让你感觉好些,让你不那么焦虑,但你的项目没有完成,你的课也没有通过。然后,你又是如何应对焦虑和对挂科的羞耻的呢?你会回家嚼更多的泡泡糖来转移注意力。这很像自伤——它并不能解决问题,只是帮助你逃离或回避问题。

相信我们,这些问题其实是可以解决的。你可以学习如何应对情绪,解决你生活中的问题。很多人在生活中做出了不可思议的改变,解决了重要的问题,学会了管理自己的情绪。在第十二章,我们将会教你一些管理情绪的技巧。你还可以学习如何在不伤害自己的情况下向其他人表达你的需求和感受。人们在治疗中就是一直这样学习的。事实上,研究者已经开发了系统的治疗方法来教人们如何与他人沟通。你还可以学习在不惩罚自己的情况下停止让你感到羞耻的行为,或者让你不必对不需要感到羞耻的事情感到如此羞耻。

这些问题以及其他生活问题都是可以解决的,但自伤对解决这些问题毫无帮助。它只是让你在短时间内感觉好一些,直到问题再次出现(而且很可能会再出现,因为它们还没有被解决)。而当它们再次出现时,你猜你会更想做什么?当然是伤害自己!

你可能从一些人那里听说,在解决"深层次问题"之前,你将无法停止伤害自己。这在第二章中讨论过,但在这里需要再次提出。有些人认为，在还没有解决让你开始自伤的"深层次问题"前，不应该尝试去停止自伤。我们不同意这个观点。相反，我们认为，停止自伤会让你更容易解决生活中的其他问题。而且，自伤实际上会阻止你处理生活中的重要问题或阻止你解决问题。因此，不要等到解决问题后再停止自伤。无论你在与什么问题作斗争，现在都是停止自伤的最佳时机。而且我们发现，最好直接针对如何停止自伤采取行动。

自伤不仅产生问题而且会让人对自己感觉不好

自伤不仅不能解决问题，还会产生新问题。事实上，自伤会带来很多心理负担，或者意想不到的后果，表现为关系问题、被他人嫌弃和不被认可、压力、羞耻以及对自己的负面想法。如果你有自伤行为，那么你可能总会想到自伤所导致的所有这些问题，甚至更多的问题。

关系问题

自伤往往会干扰健康的关系。事实上，如果你经常伤害自己，那么几乎不可能与他人保持密切的关系。

温迪在 25 岁时开始自伤。那时她的父母刚刚离婚，而她正在焦头烂额地读着研究生课程。唯一能让她感觉好些的事情似乎就是自伤，但这让她的丈夫非常痛苦。当她伤害自己时，他不知道该如何回应，也为她的安全感到担忧。他对她的认识也发生了改变。他过去认为她是坚强而独立的，但她越是伤害自己，他就越认为她是脆弱和无能的。不知不觉中，他也开始以这种方式对待她。温迪和她的丈夫就自伤问题发生过激烈的争吵，丈夫试图说服她放弃，而温迪则试图让他明白,这是唯一能帮助她应对问题的方式。他们的关系开始恶化,而且她的丈夫开始害怕离家,担心如果把温迪单独留在家里,她会伤害自己。

我们的来访者经常说自伤会导致关系破裂、冲突和普遍的压力。事实是,大多数人根本不知道如何和自伤的人相处。发现你所爱的人正在伤害自己可能是非常可怕的事情,而且大多数人不知道如何给予回应或帮助。而且,对于不了解自伤的人来说,那些可见的自伤的标记(如疤痕)只会导致恐惧、愤怒、无助和悲伤。

自尊问题

自伤也会削弱自尊,这可能影响你生活中的各个方面。如果你有自伤行为,那么想要保持合理的自尊是非常困难的。这就像你的大脑注意到你在自伤,它就会认为既然你愿意对自己的身体造成伤害,那你肯定不是真正地尊重或关心自己。反过来说,以另一种方式滋养或抚慰自己(如洗个热水澡或对自己好些),可能会向大脑传达你确实关心和尊重自己的信息。更重要的是,我们认识的大多数自伤者都在和强烈的羞耻感与对自我的消极想法作斗争(例如,"我很奇怪""我是个变态""我有精神疾病""我什么都应付不了"或"我有问题")。

实际上,如果感到羞耻并认为自己有问题,你可能就会开始以符合这些感觉和想法的方式行事。你可能会开始表现得好像你没有能力应对(即使你有能力),对自己不好(不照顾自己),或者因为害怕别人发现你的"真面目"而躲避他们。你也可能开始认为你不配拥有生活中的美好。

在经历了两年的自伤后,温迪开始觉得自己不值得拥有任何美好的事物。她以前从来没有过这种感受,但在有一年的生日过后,她总觉得她不配得到生日聚会上收到的所有关注和赞誉。觉得自己"名不副实",好像只是表现得像个"正常人",而在本质上她是有缺陷的。

身体问题

自伤还伴随着其他负担。如果你对自己的伤害达到一定程度,最终可能会留下疤痕。有些疤痕会消失,有些可能永远都无法消除。于是你可能会想办法隐藏这些疤痕,使其不被他人看到。如果人们知道你有自伤的行为,大多数人不禁会用异样眼光看你。就像温迪一样,即使那些深切关心你的人也可能会改变他们对你的看法,开始对你另眼相看。而且,即使没人看到你的伤疤,当你自己看到它们时,也可能会感到羞耻、愤怒、失望,甚至有自伤的冲动。

许多自伤者说,他们刚开始会喜欢自己的伤疤。有些人认为这些伤疤是自伤带来的解脱的象征。也有一些人把伤疤看作力量的象征,或者是对他们有足够力量和实力对自己造成组织损伤的提醒。还有一些人把这些伤疤当成内心难以被理解或难以用语言表达的痛苦的体现。问题是,许多自伤者最终会后悔身上有这些明显的痕迹,希望有办法完全摆脱它们。

玛丽亚在大部分时间里都感到自己完全失去了控制。特别是当涉及她的情绪和关系时,她觉得自己好像只能勉强维持。她唯一感到有控制感的时候是她伤害自己的时候。在那些时刻,她觉得自己很强大、很有力量。而且,当她看着自己的伤疤时,她会想起自己可以多么强大。但有时,玛丽亚会对拥有这些伤疤以及对女儿们隐瞒而感到后悔。

因此,重要的是,自伤会带来很多负担。虽然大多数人伤害自己是为了让自己感觉好一点,但自伤会产生反弹效应,导致情绪波动、关系困难及其他问题。请对下面描述自伤所导致问题的项目进行回答。正如我们将在第十章中所讲的,确认这些坏处可以帮助你激发停止自伤的动机。

自伤导致的问题

请用"是"或"否"回答下列问题。

自伤导致的问题

- 人们会因为你的自伤行为而对你不满吗?
- 人们是否会告诉你,他们因为你的自伤行为而对你很担心?
- 人们是否会对你的自伤行为感到震惊、不安、迷惑、愤怒或痛苦?
- 你的自伤行为是否让你远离了朋友或家人?
- 你是否认为你曾经拥有的一段关系可能是因为自伤而结束的?
- 别人知道你的自伤行为后,是否会用异样眼光看你?
- 思考自伤是否干扰了你的工作?
- 你会在工作中自伤吗?
- 你的身上有因自伤留下的疤痕吗?
- 你是否会努力掩饰你的伤疤?
- 你是否曾经因为自伤进过急诊室?
- 你是否曾经因为自伤而被送进医院或重症监护室?
- 你是否对自己的自伤行为感到羞耻?
- 你是否因为自伤而对自己感到愤怒?
- 作为一个自伤者,你是否对自己有负面的看法?
- 你是否因为自伤而认为自己没有能力、有精神问题、奇怪或有病?

意识到伴随自伤的负担是康复道路上的重要一步。对自伤坏处的了解可以激发你的戒断动机。正如第三章提到的，运用这些信息的一个方法就是写下自伤所有的坏处，并不断重复，直到记住它们。这样，在你每次想伤害自己时就会想起来，看看它们是否有助于引导你走向不同的方向。我们在第十章中会提供更多关于如何远离自伤的指导。

自伤可能是危险和致命的

自伤也可能是危险的。正如之前所讨论的，自伤是人们在没有试图杀死自己的情况下所做的事情。而且，大多数自伤者会选择不可能导致死亡的方法，如烧伤、轻微切割或打自己。事实上，虽然有些人认为伤害自己会让自己感觉更好，但不太可能试图自杀。在很多情况下，自伤也确实如此。问题是，自伤可能会逐渐变得更加致命。

这就是自伤的危害。正如之前提到的，托马斯·乔伊纳博士的观点是，一个人自伤的时间越长，他/她就越不在乎或关注自伤的负面影响。因此，你自伤的时间越长，你就可能越不在意疤痕、他人的不认可，或者割得多深。同时，你可能需要越来越严重或越来越频繁的伤害来获得同样的效果。因此，你不仅不关心自己的安全，而且还越来越严重地伤害自己（更多的伤口、更严重的烧伤，等等）。此外，你越是伤害自己，就越有可能注意到自伤的正向作用。因此，如果自伤是为了在情绪上感觉更好，那么这整个想法会变得越来越膨胀，甚至掩盖你可能具有的对严重伤害自己的任何担忧。你可能逐渐对自伤的危险视而不见，而只关注它如何让你在这一刻感觉更好。

正如我们上文所提到的，如果你在自伤时感觉不到疼痛（或者如果你在麻木的、解离的状态下自伤），情况就变得更加危险。我们知道有些人对自己在不知情的情况下自伤的严重程度感到震惊。他们其实并不想自杀，但程度上已经非常接近自杀了。

简而言之，有四个因素会让自伤变得危险。

1. 你可能会产生一种耐受性，需要更严重的伤害来获得同样的效果。
2. 你可能对自伤的负面影响或严重性视而不见。
3. 你可能会迷恋或完全专注于自伤所带来的积极效果。
4. 你可能感觉不到足够的痛苦，无法阻止自己做非常危险的事情。

尽管是一场漫长而艰难的斗争，戴夫最终还是放弃了自伤。在此之前，他有过几次严重的自伤行为，最后被送进了重症监护室。但是现在，他变得能够非常熟练地处理情绪和自伤冲动。他停止自伤的时间越长，花在思考自伤以及与冲动纠缠的时间就越少。他的伤疤开始消退，他的新关系也没有因他深陷自伤而受影响。戴夫还感到自己变得更强大，更有能力应对生活了。尽管他经历了一些压力极大的事件（包括父亲亡故和自己失业），但他仍然觉得自己有足够的能力来应对这些而无须伤害自己。

小结

- 虽然自伤有助于缓解情绪痛苦，但它会带来许多消极后果。
- 自伤会让人上瘾。
- 依赖自伤会使你的"应对肌"萎缩。
- 自伤不能解决你的问题。
- 自伤会产生更多的问题，并使你觉得自己很糟糕。

- 自伤可能是危险和致命的。

我们希望阅读本章有助于你更加了解自伤的负面作用。现在你对自伤的坏处有了更多的了解(或者也许你已经知道了这些,我们只是再提醒了你一下),希望你对踏上康复之路有了更充分的准备。我们将进入第七章,提供一些关于在自伤中如何寻求帮助的具体建议。

第二部分

怎样寻求帮助

第七章　寻求帮助

　　在过去的几年里，安德莉亚一直有自伤行为。因为她对此深感羞耻，并害怕告诉别人，所以那几年的大部分时间里，她都没有告诉过任何人她深陷自伤之中。在和一位支持她的热心朋友倾诉后，她有点觉得自己可以准备开始寻求专业帮助了。问题是，她不知道该去哪里寻求帮助。

　　如果你伤害过自己，那么你可能会有与安德莉亚相似的经历。向别人表露自己在自伤中的挣扎已经很困难，而弄清楚如何获得帮助可能更难。在本章中，我们将向自伤者介绍如何寻求帮助、可能获得的帮助种类，以及在确定最佳治疗方案时需要注意的事项。

互联网和自伤：有利有弊

　　在涉及自伤的信息时，互联网是有利有弊的。虽然有些网站提供了关于现有治疗方法和前沿研究的有用信息，但也有些网站却充满了错误的信息和建议。有些网站甚至存在鼓励人们自伤的团体！网络上的这些选择可能让人非常迷惑，不知道该向哪里寻求准确的信息或帮助。我们可以帮助你解决这个问题。以下是我们了解和信任的一些网站，它们会帮你开始了解自伤并找到你需要的帮助。

隐秘的耻辱:关于自伤的信息和支持(crystal. palace. net/~llama/psych/)。该网站是互联网上最广泛的关于自伤的信息资源之一。其中包括关于自伤原因、伴发的障碍和问题、治疗方法的链接,为自伤者提供的自助信息,以及来自具有相同自伤行为的同伴的心声。此外,网站还提供了一些关于应对策略以及家庭成员和朋友如何协助的信息。虽然这个网站好像从 2004 年以来就没有更新过,但许多信息仍然相对即时,还是比较有用的。

BUScentral[BUS 是"被困之躯"(bodies under siege)的意思](buslist. org/)。这个网站的信息量也很大,包括关于自伤的情况介绍、允许你参与"被困之躯"电子邮件列表的链接,以及其他有用网站的链接。这个网站上的所有内容都是免费的,而且情况说明丰富,涉及各种关于自伤的一般信息,以及一些用来避免自伤的具体的应对策略。BUScentral 还有一个基于网络的公告板,在那里你可能会发现从其他自伤者或已经停止自伤的人那里学习应对策略是很有用的。

布里斯托尔女性危机服务组织(Bristol Crisis Service for Women)(www. users. zetnet. co. uk/BCSW/)。这个组织主要致力于帮助自伤的女性。布里斯托尔危机女性服务组织设在英国,为自伤者开通了一条全国性的"帮助热线",并为治疗机构和其他人举办各种讲习班和教育活动。如果你点击"传单"链接,你会看到一些小册子,其中有关于自伤的有用信息,以及关于如何应对愤怒和闪回的信息。这个网站上的一些材料提供了除英语以外的各种语言版本。此外,布里斯托尔危机女性服务组织还提供了各类自伤资源和书籍列表,也会对你有帮助。

FirstSigns 志愿组织(www. firstsigns. org. uk/)。这是一个信息量很大的网站,FirstSigns 主页上有经常更新的链接和信息,包括来自自伤者的信件、文章和视频。FirstSigns 包括对困难话题的直接讨论,例如避免自伤的应对策略,以及其他相关话题。不过,该网站链接中的信息或视频有可能使人感到不安或可能增加观众自伤的冲动,对此,该网站还包括免责声明。

S. A. F. E. (Self-Abuse Finally Ends,自虐终将结束)**替代选择**(www. selfinjury. com/index. html)。该网站介绍了由两位专家凯伦·康特里奥(Karen Conterio)和温迪·拉德(Wendy Lader)博士开发的专门针对自伤的治疗方案。请参考该网站,了解有关这种专门治疗方法的更多信息。该网站还为自伤者提供了一些有用的资源,包括有关自伤的一般信息,以及相关博客、有关自伤的文献资料和其他解决心理健康问题的网站链接。

获得自伤相关信息的其他途径

虽然互联网是很好的信息来源,但还有其他途径有助于你了解自伤以及如何开启康复之路。一种方法是阅读有关自伤的书籍,比如本书。在上面提及的网站中,你也可以找到其他书单,有些是自伤者自己写的,有些是由像我们这样的专业人士写的。我们建议你先通读这些书中的一部分,确保它不是一本带有评判语气的,或者把自伤者“疾病化”(pathologizes)的书(或者让人觉得自伤者在某些方面有缺陷或瑕疵)。本地书店、公共图书馆和大学图书馆也是寻找有关自伤的信息和书籍的地方。

此外,还有很多其他途径可以获得有关自伤的信息。

- 去社区或大学的心理健康中心寻找关于自伤的小册子、讲义或其他教育材料。

- 联系当地从事自伤工作的心理学或精神病学教授。这些人可能会给你提供有关自伤的信息,或向你推荐所在地区的治疗师。
- 搜索当地的自伤支持网络。但是要注意,因为有些支持网络涉及大量关于自伤、自伤方法、疤痕等的讨论。虽然有些人发现这些讨论可以使他们在自伤中感到不那么孤独,但也有许多人意识到,过多地讨论自伤的方法和自伤本身(而不是有效的应对策略)会带来自伤的冲动,使他们很难不对自伤上瘾。

治疗自伤

不同类型的心理健康专家会为自伤者提供不同类型的治疗方法。在你寻找适合自己的治疗方法时,你会发现了解有哪些类型的治疗方法以及由谁提供这些治疗方法是很有必要的。

治疗自伤的专业人员类型

许多不同类型的心理健康专家可以提供关于自伤的治疗。以下是不同类型的心理健康专业人员列表。

心理学家在治疗心理健康问题方面经过了大量的训练。心理学家可能拥有临床心理学的哲学博士学位(Ph. D.)或心理学博士学位(Psy. D.)①,或咨询心理学的哲学博士学位。与精神病学家不同,心理学家不能开药(尽管这种情况在美国的一些地方正在发生改变)。

精神科医生是在治疗精神疾病方面受过专门训练的医生。精神科医生可以开处方药物。不过,许多精神科医生也提供心理治疗。

---

① Ph. D. 更倾向于研究,而 Psy. D. 更倾向于实践。——译者注

社工是心理健康专业人士，他们接受过各种领域的培训，如咨询、治疗、心理健康和社会政策等。通常情况下，社工拥有社会工作的硕士学位。

咨询师是受过专业咨询培训的人，他们可能拥有各种不同类型的学位。

心理评估

一般情况下，当你第一次去看心理专家时，对方会对你进行心理评估。通常在心理评估中，你要完成一次面对面的访谈，回答许多关于你个人生活的问题。这是一个初步了解你的阶段，在这个阶段，临床医生会努力弄清楚你为什么要寻求治疗、你目前的问题及其持续时间、你的个人史、你的目标，以及过去的治疗方式。临床医生通常还会对你与家庭成员和朋友的关系、你在学校的表现，以及你的家庭精神健康问题的历史感兴趣。评估的主要目的是帮助你确定治疗的目标和焦点，以及可能最适合你的治疗方式。

作为一个自伤者，你的一大困难在于，你可能会感到紧张、羞愧，不愿意谈论自伤。它就像谈论过去的创伤或手淫一样令人感到不舒服。因为社会普遍认为自伤是一种不可接受的行为，你可能害怕这些信息会被泄露出去，并以某种方式回过头来伤害你。或者，你可能担心临床医生会认为你疯了或试图把你送进医院。如果你有这些担心，我们建议你向进行评估的人提出来。要想获得帮助，对自伤有一个开放的态度是非常重要的，尽管这很难做到。

住院治疗、部分住院治疗和门诊治疗

根据你所居住的地方，可能有各种不同的治疗方法可供选择。其中一些治疗方法是非常密集的，需要每周治疗数小时，甚至需要住院接受

24小时护理。而其他治疗方法的强度较低，只是每周与治疗师或咨询师见一两次面。虽然所有这些不同类型的治疗方法都能起作用，但专家们经常说，最好选择强度最低的治疗方法（Gunderson等，2005）。基本上，你的治疗越能与你的实际生活相融合，你的情况就会越好——就有更多的时间去生活！这就把我们带到了住院治疗的问题上。

住院还是不住院？住院的利与弊

最密集的治疗是需要住院的治疗。这些项目提供每天24小时不间断的护理，通常为一至多日，取决于你因为什么问题进入医院。通常情况下，住院治疗项目是为处于危机中或有自杀风险的人提供的。

然而，正如我们所提到的，人们有时会在伤害自己之后被送入医院。一般情况下，这是因为担心的家属鼓励个人去医院，或者因为自伤者在急诊室接受评估后被收治入院。住院治疗的目的通常是让你度过危机，并减少自杀风险。

对你来说，了解住院治疗的利弊是很重要的。我们经常发现人们认为他们需要长期住院才能克服自伤行为。其家庭成员也经常这样想。他们急切地想让自己的亲人得到帮助，认为唯一的解决办法就是密集的、长期的住院治疗，这样就可以使自伤行为从这个人身上一劳永逸地消失。

这种方法的问题是，没有证据表明住院治疗比强度较低的治疗——如定期与治疗师见面——效果更好。虽然住院治疗在某些情况下有一些优势，但它也有一些严重的弊端。以下是关于住院治疗的一些优点和缺点。

住院治疗的优点和缺点

对自伤行为而言，住院治疗既有优点，也有缺点。如果你曾经住过医院，你可能会对其中一些情况比较熟悉。

（续）

优点

· 你的治疗团队可能会把你转介给社区中一位优秀的治疗师，他可以长期帮助你解决自伤问题。

· 你可能会接受药物评估，看看药物是否对你有帮助。

· 你可能会得到医院工作人员的个性化的照顾和治疗。

· 你可能会与其他有类似问题的人进行交流。

· 你可能会感到安全和有保障。

· 你可能会暂时摆脱生活中的一些问题。

· 你可能有空间或时间思考处理你的问题（包括自伤）的计划。

缺点

· 住院治疗不一定是治疗自伤的首选，没有证据表明住院治疗比门诊治疗的效果更好。

· 住院期间你不能工作，所以你可能要请假或者用掉假期或病假。

· 在医院里，你远离了你正常的社会网络、家庭和朋友（尽管有时这也是一种"好处"）。

· 每个医院都不一样，你可能无法得到所需要的个性化的时间和关注。

· 你可能觉得自己更像一个"精神病人"（因为理论上你确实是）。

· 如果反复去医院，自尊心可能会受到影响。

· 你可能会"迷上"医院，把住院治疗当作逃避问题的缓冲期。

· 住院治疗可能不会真正减少自杀风险。

· 通过与其他病人交谈，你可能会学到其他伤害自己的方法。

· 因自伤而住院并不是真正必要的，可能有点小题大做。

　　仔细想想你自己的住院经历（如果你有过这样的经历），并在清单上添加其他的利弊。在你想要了解住院治疗是否是正确的选择时，请仔细思考这些优点和缺点。

部分住院

另一种类型的治疗方案是部分住院方案（partial hospitalization

program）。在这种方案中，你只需要每天到医院接受几个小时的治疗，每周一天或几天。因为每晚都可回家，而且不用每天 24 小时受到直接监督，所以往往能帮助人们从住院治疗过渡到门诊治疗。部分住院方案在许多社区都有，并越来越被人所接受。对于那些需要比门诊治疗更多支持和安排的人来说，部分住院治疗提供了住院治疗以外的选择，而且往往是更好的选择。

门诊治疗

最后一个最常见和广为人知的治疗类型是门诊治疗。门诊治疗是最松散的治疗方式，一般是每周与社区（或医院或私人诊所）的治疗师见面，时间约为一到五个小时。门诊治疗的主要优点是，在得到治疗师帮助的同时，你可以继续生活并面对自己的问题。

如果你想学习如何以某种方式更好地生活，那么在生活的同时获得帮助往往是最好的，而不是在医院里休养生息。在医院里学习如何更好地生活，就像在没有真正打曲棍球的情况下学习如何打曲棍球一样。与其闲下来花大量时间谈论曲棍球和如何打曲棍球（这就像去医院，花大量时间谈论如何更有效地应对），不如真正加入一个业余球队，每周去参加训练、打比赛，效果会更好。

更重要的是，门诊治疗并没有住院治疗的一些弊端。例如，在门诊治疗中，你仍然可以工作，可以看到你所爱的人（如果你想的话），而且你不太可能觉得自己是一个"精神病人"。另外，大多数对自伤有帮助的治疗方法都是门诊治疗（而不是住院治疗）。

针对自伤的心理治疗

有几种不同类型的心理治疗可能对自伤有帮助，具体如下所述。

认知行为疗法（CBT）。CBT 可帮助人们学习新的技能来管理他们的情绪、思维和行为。CBT 通常是相当结构化的治疗，每次治疗都有明确的议程。通常情况下，治疗的重点是改变给你带来问题的思维模式和行为，以及学习如何应对压力、情绪或人际环境。在 CBT 中，治疗师经常会布置家庭作业，让你在治疗过程之外练习新技能，并逐步改变行为。

辩证行为疗法（DBT）。DBT 由玛莎·莱恩汉博士（1993a）开发，是 CBT 的一种类型，它将上面描述的各种事情（例如，学习技能，以及改变行为和思维模式）与帮助来访者学习如何接纳自己、接纳自己的生活和接纳其他人的策略相结合。我们将在第八章中告诉你更多关于 DBT 的信息。另外，我们在第十一章和第十二章中分享了一些 DBT 技能，会谈及如何处理自伤的冲动和压抑的情绪。

心理动力学治疗。在心理动力学治疗中，治疗师会帮助你找出你自伤的原因，以及可能促使你自伤的潜在问题。通常，心理动力学治疗师非常关注你的童年经历，以及这些经历如何影响今天的你。与 CBT 或 DBT 不同，心理动力学治疗通常不是特别结构化的，而且治疗过程是伴随着你在治疗中提出的任何问题进行的。有些心理动力学治疗师非常关注你的童年，而其他治疗师则更关注你现在的情况。

到现在为止，DBT 在治疗自伤方面有最好的科学证据，但也有一些证据表明 CBT 和心理动力学治疗是有效的。在第八章中，我们将更详细地介绍一些研究表明有助于克服自伤的治疗方法。

个体治疗

大多数针对自伤的治疗是个体治疗。一般情况下，个体治疗每周进行一到五个小时。正如上面所讨论的，这些治疗的重点可能会根据所接受的治疗类型有很大的不同——有些更结构化，有些不是；有些更关注你过去的困难，有些更关注你当下的困难。正常来说，在心理评估（"了解你"的阶段）之后，你和你的治疗师将商定治疗的方法、治疗的目标，以及在治疗中需要花时间解决的问题。

某些治疗师也可能要求你在开始治疗前做出具体的约定。例如，如果你有自伤行为，治疗师可能会要求你承诺停止自伤。其他治疗师可能会让你签署一份危机协议，表明你同意不再尝试自杀，或者同意在你有尝试自杀的风险时，打电话给治疗师、危机热线，或去医院。

团体治疗

针对自伤的治疗往往涉及某种类型的团体治疗。有时团体治疗是主要的治疗方法，有时它是对个体治疗的补充。团体治疗对自伤者来说可能非常有用。如果你去参加一个团体，你会发现你并不孤单，你可能会从别人的经验中学习。人们有时也会发现，团体帮助他们减少了对自伤的羞耻感。

团体治疗主要有三种类型。一种是心理教育团体，其主要目的是给你提供教育或信息，在你的康复过程中给予帮助。例如，治疗师可能会为你提供关于自伤的信息、它的风险因素，以及经常伴随这种行为的问题类型，还有关于情绪、应对或压力的信息。这种团体治疗的逻辑是：如果掌握了这些信息，你就能更好地在康复的道路上前进。

如果你对自己所纠结的问题了解不多，而且刚刚开始探索帮助自己的方法，那么心理教育团体可能是最有帮助的。尽管对自己的问题有所了解总是好的（事实上，这也是本书的目标之一），但请记住，没有任何研究表明，仅仅拥有更多的信息就足以"治愈"自伤。有时，你必须学会如何实际使用新的应对技能，而不是简单地获得更多关于这些问题的信息。

这就涉及第二种类型的团体：技能导向团体（skills-oriented group），其主要目标是教授你技能或策略，帮助你减少自伤行为。例如，DBT通常会包括一个技能培训小组，教你如何注意当下、管理情绪、容忍情绪困扰，以及处理个人间的关系（Linehan, 1993b）。

在另一些团体中,治疗师可能会教你如何接纳情绪,并以对你重要的方式推进生活(Gratz 和 Gunderson, 2006)。还有些技能导向团体可能会教你如何管理压力或焦虑。请记住,技能导向团体(像心理教育团体一样)有点像课堂,重点主要是教授你新的技能,而不是让团体成员广泛谈论他们的经历、过去或日常生活。

相反,第三种类型的团体,即过程导向团体(process-oriented group),确实涉及很多关于情绪、过去、日常生活或人际关系问题的讨论。它通常不像技能导向团体或心理教育团体那样结构化或与课堂类似。通常,你会花时间与其他组员讨论你目前的问题、行为模式和过去的经历,而带领者则鼓励和促进这样的讨论。在这种团体中,人们常常对其他成员产生情感依恋,而许多过程导向团体的意义在于小组成员在小组中的互动(并在此过程中更多地了解自己)。

尽管过程导向团体可能是有帮助的,但有几方面需要注意。

- 有时过程导向团体会涉及很多关于自伤的讨论,这可能会引起自伤的冲动,使你难以克制自伤行为。
- 团体成员也可能会讨论让你觉得非常痛苦的事件(如童年性虐待)。虽然你也许会因其他人有相似问题而不觉得那么孤单,但也可能发现这对你来说是一种情感上的折磨,引发自伤冲动,甚至是闪回和做噩梦(如果你有类似的童年经历)。
- 在一些自伤治疗团体中,成员会展示伤疤,或谈论曾经做过的伤害自己的事情,以及有多怀念这些经历。有一种风险是,通过这样的过程,你可能会开始怀念自伤的经历,学到以前从未考虑过的新的自伤方式,或者两者都有。

自玛丽加入一个自伤治疗团体后，已经有三个月没有伤害过自己了。她接受了大约一年的个体治疗，但有时认为她的治疗师没有自伤经历，因此可能不能完全理解她的想法。于是，她加入了这个团体，希望能与那些有类似自伤经历的人建立联系。起初，她从其他人的故事中感到安慰，并意识到她并不"奇怪""有病"或"不正常"。然而，她逐渐发现越来越难以参加团体活动。有一次，所有成员都穿着印有"自由"字样的T恤衫出现，这使他们手臂上的伤疤清晰可见。玛丽在离开团体后，产生了一种想自伤的强烈冲动，并在之后的大部分时间里，希望自己也能通过自伤，形成像其他成员那样的伤疤。于是她开始怀疑，在她康复的这个阶段，这个团体是不是不适合她。

药物治疗

要进行药物治疗，你通常需要和医师或精神科医生见面。首先，你会得到一个评估，看看什么类型的药物可能对你有效。然后，你会得到一张处方，尝试用药，并定期与精神科医生见面，监测你的症状和可能遇到的任何副作用。关于自伤的药物治疗的更多细节，请见第九章。

需要重点指出的是，治疗自伤的专家普遍认为，目前为止最好的方法是将药物治疗与心理治疗结合起来使用。当涉及像自伤这样的行为时，单靠药物治疗似乎并不奏效。对于某些自伤者来说，某些药物是非常有用的。但是，并没有很多有力的证据表明仅靠单纯的药物治疗就能解决自伤问题。

同样重要的是，如果你看专业医生只是为了获得药物治疗（而不是为了个体治疗），那么你可能会发现治疗次数会越来越少，治疗时间越来越短，而且主要集中在症状和药物可能产生的副作用上。虽然与精神科医生或医师前几次会谈的时间可能较长，但后来的会谈也许只有 15 至 30 分钟。这些会谈可能主要关注你的症状、你所感受到的症状变化，以及你所注意到的任何药物副作用。如果你同时还在看个体治疗师，这种情况尤为可能。

不过，大多数提供药物治疗的专业人士也接受过提供心理治疗的培训。因此，如果你没有看个体治疗师，只是进行药物治疗，那么我们仍然鼓励你在感到难过时向这位专业人士寻求支持，以及让他为你提供可能有助于你改善应对技能的建议。

寻求帮助的重要步骤

希望你现在对去哪里找到有关自伤的信息、有哪些类型的资源以及针对自伤的一些治疗方法有了更好的认识。下面，我们将介绍在你所在地区寻找帮助的具体方法，以及在这个过程中要记住的一些重要事项。

1. 寻找在治疗自伤方面受过培训和有经验的人

这是重要的一步，因为许多治疗师实际上在治疗自伤方面没有什么经验或训练。而且很不幸的是，事实上有些治疗师会拒绝治疗自伤者，或者他们可能要求你在治疗之前停止自伤，就好像在说："你先摆脱你的问题，然后我再帮助你。"虽然大多数治疗师不是这样的，但你要知道，确实有些人会如此。

如果可能的话，要找的治疗师应该能够自如地对待自伤者，并且在这种类型的工作上受过培训并具有大量的经验。例如，你可以：

- 联系医院的精神科，询问你所在地区的治疗机构。

- 预约心理健康门诊,向临床医生咨询相关信息。
- 联系大学的咨询或心理门诊,询问转诊信息。
- 搜索你所在地区、州或省的心理学家或精神科医生的登记信息。
- 与所在地区的心理协会联系,索取转介目录,或询问如何能找到可以帮助你的治疗机构。
- 在当地大学的网站上搜索在自伤或 BPD 方面有专长的心理学教师,并向他们询问你所在地区是否有擅长治疗自伤的治疗师。

要搞清楚你所见的人是否有相关的背景和培训经历并不容易。正因为如此,你可能要亲自参与这个过程,主动询问治疗师如下问题:

- 你以前是否治疗过自伤者?
- 你在治疗自伤者方面有什么样的培训经历或经验?
- 自伤者在你这里的治疗效果如何?
- 你对帮助自伤者有什么感受?
- 你认为你能帮助我吗?

2. 完成一次心理评估

正如上面提到的,完整的心理评估是治疗的第一步。如果不知道你正在处理什么样的问题,那么任何人都很难帮助你解决自伤问题。心理评估也可以帮助临床医生很好地了解你可能存在的其他困难,这些信息还可以帮助你确定适合你的最佳治疗方案。在没有进行彻底评估的情况下治疗一个人的自伤行为,就像到达一个新的国家,在没有地图的情况下试图找到自己的路一样。你最终会找到自己的路,但在那之前,你可能会走错方向、迷路,等等。而且,如果你有自伤行为,那么你真的会受不了让别人在没有地图的情况下试图帮你找到方向。

那么,如何获得心理评估? 通常情况下,这是在治疗的开始阶段进行的,所以一旦你找到了帮助你的人,他往往会从评估开始。但是,你可能只想在寻求治疗之前进行简单评估,了解更多关于自己的信息。如果是这样,你可以考虑(使用上面提到的策略)搜索所在地区的心理健康专家,并预约一次评估。有时我们会发现一些人对立即开始治疗不感兴趣,只想知道自己到底是什么问题(如果有的话),以及有哪些治疗方案。如果你不确定是否已准备好接受治疗,或者负担不起,你也可以考虑先这样做,然后等你准备好后再说。

3. 主动参与治疗

主动参与治疗的第一步是确定你想要什么样的治疗,以及你喜欢和哪种类型的专业人员一起工作。根据你的个人偏好,某些类型的心理疗法可能比其他疗法更适合你。例如,你是否想要一种更主动的解决问题的疗法? 如果是这样,也许 CBT 或 DBT 会比心理动力学治疗更适合你。

思考你喜欢的治疗师的特点也很重要。有些人喜欢与某一性别的治疗师合作,也有些人喜欢与比自己年龄大或小的治疗师合作,还有些人喜欢与具有类似(或不类似)民族或种族背景的人合作。你可以根据个人偏好,决定与你见面的专业人员是否适合。

但是在某些情况下,你可能没有太多选择。例如,你所在地区可供选择的治疗机构非常少。或者,你的保险公司只涵盖少数治疗师的服务。如果是这样,你需要决定是否愿意并能够对某些偏好进行灵活处理。然而,如果你确实有几个不同的选择,那么无论出于什么原因,一旦和治疗者工作时感到不舒服或没兴趣,完全可以表达你的偏好,并要求转诊。

下一步,也许是最重要的一步,就是通过提出问题来主动参与治疗。

以下是你可能会问治疗师的一些问题。

问治疗师的问题

- 你(或这个项目)被认证过吗？你的教育背景和培训经历是什么？你是否有执照？
- 你(或这个项目)治疗自伤者有多久了？
- 你是否有治疗自伤的专门培训经历或经验？
- 提供什么样的治疗(例如，CBT、DBT 或心理动力学治疗)？
- 提供什么类型的治疗(例如，个体、团体或家庭治疗，或者药物治疗)？我是否有机会接受一种形式以上的治疗？
- 治疗通常持续多长时间？
- 这种治疗每周需要多少个小时？
- 在这种治疗中，我需要做什么(例如，做家庭作业或参加团体活动)？
- 治疗的费用是多少？你是否接受私人保险、医疗保险或医疗补助？
- 我们要做的治疗的名称是什么？
- 通过这种治疗，我可以看到什么样的变化？
- 这种治疗的风险是什么？
- 这种治疗的频率是多少？
- 你认为这种治疗会持续多久？
- 我们如何决定何时可以停止治疗？
- 你们对紧急情况有什么对策？
- 你是否接受来访者的电话？
- 如果我有自伤或自杀的冲动，你有什么计划？
- 你如何对待那些伤害自己或有自杀倾向的来访者？
- 当你度假或出差时，治疗怎么办？

---

4. 不要气馁

我们知道，这说起来容易做起来难。寻求针对自伤的治疗和努力停止自伤可能会令人沮丧。这很正常。当你开始感到气馁时,最重要的是要记住,这个过程本来就是具有挑战性的,有时需要很长的时间。尽管有许多原因让你常常感到气馁,但我们认为有两个原因最常见:一个是难以找到治疗方法;另一个是即使接受了一段时间的治疗,自伤的冲动依然存在。

如果所在地区没有治疗自伤的专家怎么办?

我们听到好多次的一个问题是:"如果我完成了上述所有步骤,却发现所在地区没有任何具有自伤治疗经验的专家,那应该怎么办?"不幸的是,尽管我们不希望如此,但很多国家的不同地区根本没有太多受过培训或有自伤治疗经验的临床医生。事实上,有时找到其他任何形式的治疗可能都很难。尽管花很多时间去寻找有自伤治疗经验的人却发现离你最近的人也在四个小时车程之外是一件令人沮丧的事,但好消息是,你并没有失去一切。

虽然我们认为最好是与有自伤治疗经验的人合作,但临床医生可以通过与你合作来学习如何治疗自伤。即使是治疗自伤的专家也必须从某个地方开始,也是通过与自伤者一起工作学到关于如何治疗这种行为的知识。因此,如果你找不到专门治疗自伤的临床医生,那就找一个愿意学习的人,一个真正愿意尝试了解你的体验和自伤行为对你的影响的人。你和你的临床医生可以一起合作,弄清楚到底自伤让你满足了什么需要,以及如何使用其他方式来满足这些需要。

这时你可能会想:"我不想让医生了解我的自伤行为!治疗师不应该是专家吗?"一方面,这是真的。许多治疗师确实是有着大量的培训经历、知识和经验。但你并不是一个"教科书式的案例"(你是一个真实的人),你也不会和其他自伤者完全一样。正因如此,所有治疗师必须向来访者学习。对其他人有效的方法可能对你无效。作为治疗师,我们总是试图找出最好的方法来满足坐在我们对面的人的需要。即使在治疗自伤方面没有什么经验的治疗师，也可以与你合作，了解自伤对你的影响。

因此，如果你通过上述所有步骤，却仍没有在所在地区找到具有丰富自伤治疗经验的专家，那么在选择适合的治疗师时，要注意以下几点：

- 这个人是否会问你为什么要自伤，以及自伤对你有什么作用？
- 对于你自己对自伤行为的理解，这个人是否持开放态度？
- 这个人是否理解你伤害自己不是为了试图自杀？
- 这个专业人员是否愿意与你合作，并在你试图停止自伤时与你一起坚持，还是他会要求你在开始治疗前就停止自伤？

感到被困在治疗中

另一件可能非常令人沮丧的事情是，你觉得自己无法摆脱自伤的冲动。这可能让你在治疗中感到束手无策，或者觉得治疗效果不够好或不够快。我们有些来访者取得了很大的进展，但当自伤的冲动和想法没有完全消失时，他们会感到特别没信心。其实这很正常。记住，如果你反复伤害自己，你就已经教会了你的大脑去期待自伤。这很像教你的大脑期望在清晨的早餐中喝咖啡一样。如果你曾经试图在早上不喝咖啡，那么你要知道对咖啡的冲动和渴望是需要一段时间才能减弱的。

对自伤来说，哪怕人们完全停止自伤的几个月甚至几年后，也偶尔还会有伤害自己的冲动。通常情况下，不实施自伤的时间越长，这些冲动和想法就变得不那么频繁，也不那么强烈，但它们往往不会完全消失。我们还没有找到任何魔法，可以永远消除自伤的冲动和想法，相信如果找到了，我们一定会告诉你的！因此，不要用你对自伤的想法或感受的频率来衡量进步。衡量进步的真正标准是，你是否正在远离自伤（减少行为,而不一定是想法和冲动),并朝着你生命中重要的方向前进。

小结

- 有几种方法可以获得有关自伤的信息,包括互联网、书籍和心理健康专家。

- 使用互联网时要小心,只选择那些能提供准确信息且不鼓励自伤的可信网站。

- 在开始治疗自伤行为之前,先要进行全面的心理评估。

- 如果你有选择,请选择强度最低的治疗。门诊和部分住院治疗通常比住院治疗要好。请记住,学习游戏最有帮助的方式是留在游戏中。

- 虽然 DBT 在治疗自伤方面有最有力的科学证据,但其他治疗方法也被证明是有效的。我们将在第八章中告诉你这些方法。

- 在开始治疗之前,考虑你的治疗期望和偏好。

- 在考虑过程导向团体时,要谨慎一些。如果你参加一个以自伤为主题的过程导向团体,要确保你有一名个体治疗师,可以帮助你应对因团体讨论而产生的任何自伤冲动。请记住,特别是对于处于康复早期的人来说,过程导向团体并不总是最好的选择。

- 不要只依赖药物治疗。如果你正在服用药物,也要去看治疗师,或者想办法从开药的精神科医生那里得到心理治疗。

- 找一名适合你的治疗师,并主动参与治疗。

- 记住,沮丧是在寻找和使用自伤治疗方法过程中出现的一个自然现象。想办法克服这些感觉,不要让它们阻止你前进。记住,克服自伤确实需要大量的时间和工作。

　　我们希望你在读完本章后，能对如何寻求帮助有一些具体的想法，并了解了关于现有帮助类型的信息。在接下来的两章（第八章和第九章）中，我们会为你提供更多对停止自伤有帮助的心理治疗和药物治疗的相关信息。

第八章　心理治疗

　　布拉德在停止自伤方面确实取得了进展。因为他是一名学生，所以研究自伤和学习更多相关知识的想法对他来说是有意义的。而且，他很高兴在读的书中发现了一些真正有用的应对技能。但他觉得即使有了这些新的信息和不错的技能还不够。从自伤中恢复过来似乎是一项艰巨的任务，自己无法独立完成。于是，他开始在住所附近寻找自伤的治疗途径。

　　本章是关于自伤的心理治疗。正如之前提到的，许多人发现，如果他们得到治疗师的帮助，会更容易停止自伤。有治疗师介入并接受治疗意味着你不必独自经历这个过程。治疗师可以教你停止自伤的技能，在你想要放弃时给予你支持，帮助你使用将在第十、十一和十二章中介绍的技能。一名治疗师就像由一名教练和一名啦啦队队长组成的合体。因此，如果你很难停止自伤，甚至没有停止的勇气，建议你向专业人士寻求帮助。而且，正如在第七章中提到的，建议你在考虑药物治疗之前，先寻求心理治疗。

　　好消息是，有好几种心理治疗方法已经被科学证明可以帮助人们解决自伤问题。这些治疗方法在时长上有所不同，会采取不同的形式（例如，有的是团体治疗，有的是一对一治疗），其侧重点也不同。此外，它们聚焦的范围也有宽有窄。例如，手册辅助认知行为治疗和格拉茨博士的情绪调节团体就是为了治疗自伤而开发的，是简短而集中的治疗方法，其主要目标是帮助人们立即减少自伤行为。另一方面，DBT 和心智化治疗（MBT）是为治疗 BPD 而开发的，所以它们更广泛、更全面。除了关注自伤外，DBT 和 MBT 还关注伴随 BPD 而来的其他困难。它们也比其他两种治疗方法所需时间更长（至少持续一年），并且每周至少要进行几次治疗。尽管有这些差异，但这些治疗方法的一个共同点是：有科学证据表明它们对自伤有帮助。

下面，我们将告诉你更多关于这些治疗方法的信息，以及它们是如何治疗自伤的。

手册辅助（manual-assisted）认知行为治疗

手册辅助认知行为治疗（MACT）是由英国的两位临床研究人员乌尔丽克·施密特（Ulrike Schmidt）和凯特·戴维森（Kate Davidson）博士开发的（Schmidt 和 Davidson，2003）。他们的目标是开发一种简短的、结构化的、实用的自伤治疗方法，可以在英国的任何社区精神健康诊所使用。因此，这种治疗方法与 DBT 和 MBT 不同，因为它的唯一目的是帮助人们尽可能快速有效地减少自伤行为。

为了做到这一点，他们将 DBT 和其他问题解决技能的元素纳入六本小册子中，这六本小册子构成了治疗的基础。对于一些来访者来说，MACT 只是小册子的组合，在这种情况下，它相当于阅读治疗（bibliotherapy），即用书籍帮助人们理解和修通心理问题。在另外一种情况下，来访者相当于接受了六本小册子对应的六次单独治疗。

像之后谈及的另外两种治疗方法一样，MACT 是一种认知行为治疗。因此，这种治疗的基本目标是教你解决问题的技能和策略，它们会帮助你了解你从自伤中获得了什么，如何管理情绪和消极想法，防止自伤的复发，并学习更健康的行为。此外，MACT 小册子中的很多策略都直接来自 DBT。

小册子的内容

下面我们将描述六本小册子中每本涵盖的技能类型以及对应治疗中的技能类型。

第一册：帮助你了解是什么导致自伤、你从自伤中获得了什么，以及在自伤之后发生了什么（例如，情感上的缓解或来自其他人的支持）使自伤行为得以维持，或强化了自伤。你会被要求列出自伤的利与弊。利弊清单将帮助你觉察自伤的目的和它的坏处。顺便说一句，我们将在第十章教你如何思考自伤的利与弊。如果你觉得这项技能似乎很有帮助，那么应该可以在第十章中获得更多指导。

第二至第四册：第二册教你基本的问题解决策略。这些策略是为了帮助你解决那些使你想实施自伤行为的生活问题。第三册帮助你学习如何监测你的情绪和想法。这是一种常见的认知行为策略，可以提高对自己的思维、情绪和行为如何相互影响的认知。如果对自己的情绪和想法如何影响自伤（或使你有自伤风险）有更好的了解，你就能更好地及早"锁定"自己，然后去做自伤之外的事情。第四册帮助你处理情绪问题。它教你应对情绪困扰的技能，包含一些之后会详细介绍的源自 DBT 的痛苦忍耐技能。这些都是为了帮助你管理情绪和容忍痛苦，而不使问题恶化。

第五册：这本小册子与前四册有点不同，因为它侧重于解决物质成瘾问题。虽然这对于一种旨在减少自伤行为的治疗方法来说可能有点奇怪，但不要害怕——对它们的疯狂是有方法的！因为有些人只有在喝酒后才会伤害自己,所以对于这些人来说,帮助他们停止(或减少)饮酒也会减少自伤行为。由此,帮助那些自伤者控制酒精等物质的使用是很有意义的。

在具体技能方面,这本小册子会告诉你喝酒的坏处,以及可以用来减少使用酒精的策略。而且,就像对待自伤一样,这本小册子将帮助你识别饮酒的好处,以及更重要的方面:饮酒的坏处。

第六册:最后一本小册子能帮助你计划如何处理之后的自伤冲动。这其实是一本总结性的小册子。它会引导你识别需要掌握的技能,以及如何阻止未来可能出现的自伤行为。它的目的是确保你有必要的技能来预防自伤。

MACT 管用吗?

正如之前提到的,MACT 的开发是为了尽可能简便和实用。事实上,我们的目标是开发一种可以在任何心理卫生机构中使用的自伤疗法。而且这是一个非常重要的目标。本章后面介绍的更全面的治疗方法(如 DBT 和 MBT)在很多心理卫生中心并不容易施行。它们需要大量的培训,以及来访者和治疗师的实时承诺。这意味着不是所有的社区都能提供这些治疗方法,也不是所有来访者都能获得这些治疗。因此,拥有一种快速、廉价并且可以在任何地方使用的自伤治疗方法是非常有用的。

对自伤进行短期聚焦治疗虽有好处,但也有坏处。任何像 MACT 这样短期和聚焦的治疗方法都可能不足以帮助你完全停止像自伤这样严重的行为。正如我们多次提到的,自伤是一种很难放弃的行为,而且许多人多年来一直依赖这种行为。很难想象仅仅阅读六本小册子和完成一些练习就能使你完全停止自伤。如果真是这样,那就不需要 DBT

和 MBT 这样的治疗方法了（我们就可以在第六章之后结束本书了）。

因此，关于 MACT 的研究发现，尽管这六本小册子（加上一些单独的治疗课程）有一定的帮助，但与人们通常接受的自伤治疗相比，有时没有明显的改善也不足为奇。例如，关于 MACT 的第一项研究发现，接受 MACT 的来访者的自伤发生率比在社区接受标准治疗的来访者低，但低得并不显著（Evans 等，1999）。"显著"这个词是指，研究人员在统计计算中用于衡量某种治疗方法是否比另一种更好的标准。当研究发现两种治疗方法之间没有显著差异时，意味着它们同样都有帮助。因此，在这种情况下，即使 MACT 可能有助于减少自伤行为，但它可能并不比常规的自伤治疗方法更有帮助。

在一项更大的后续研究中，研究者发现了一些重要的信息，即 MACT 可能会对哪些类型的来访者更有帮助，以及哪些类型的来访者接受另一种治疗会更好（Tyrer 等，2004）。具体来说，研究者发现 MACT 对那些不符合 BPD 标准的来访者有帮助。对这些人来说，MACT 能够减少自伤行为发生，并且所需费用比在当地接受常规治疗的费用低。但不幸的是，对于患有 BPD 的来访者，情况并非如此。这些来访者实际上比接受该地区常规治疗的来访者更快地复发，而且医疗费用更高。

MACT 对不同人群产生不同效果的原因，可能与它如此简短和聚焦有关。试想一下：如果你除了自伤之外没有其他问题，那么专门针对自伤的短期治疗可以教你一些技能，让你开始控制自伤的冲动。另一方面，如果你必须处理与 BPD 有关的所有问题，那么这些专注于自伤的小册子可能不会起到任何作用。你其实需要比这更多的帮助，还有更广泛的技能和更长久的治疗。你的问题越多，康复所需要的帮助就越多。因此，对于那些符合 BPD 标准，或者被认为可能符合标准的人，我们建议你研究一下下面描述的其他治疗方案。所有这些方案都是专门为 BPD 患者开发的，即使你不符合 BPD 的标准，也可能对你有帮助。

情绪调节团体治疗

本书的一位作者（格拉茨博士）开发了一种针对自伤的短程疗法。与 MACT 不同，这种治疗方法是专门为帮助患有 BPD 的女性减少自伤行为而开发的，因此，它的疗程比 MACT 更长、更密集，持续 14 周，每次大约一个半小时。

与 MACT、DBT 和 MBT 不同，这是一种团体治疗，不包括个体治疗。相反，这个团体是为了可以融入来访者当时所接受的任何个体治疗而设计的。因此，它和本章中描述的其他治疗方法不同，是一种辅助性（adjunctive）的，或者说是锦上添花的治疗方法。设计这种疗法的目的是要为标准治疗加码，真正聚焦在迅速减少自伤行为上。而且，因为减少自伤行为是该疗法的全部目标，所以该疗法不会和治疗中的其他重要目标产生冲突。

即使个体治疗师会把大量的时间和注意力放在帮助来访者停止自伤上，他们也必须帮助来访者解决其他问题。正如你们中的许多人可能体会到的那样，人们在接受治疗时往往会被许多不同的问题所困扰。而且现实地看，有时生活就是这样，新的问题也会出乎意料地出现。因此，治疗师往往不得不在来访者所纠结的不同问题之间分配精力，这意味着停止自伤不可能总是作为首要任务。而这种团体治疗的好处是，停止自伤是唯一的首要任务，永远不需要关注其他任务。这意味着我们可以将所有的注意力集中在帮助人们停止自伤上。

那么，这种治疗方法是如何工作的呢？这种疗法是为了解决导致自伤的主要原因之一：调节或回避情绪。鉴于许多人说他们伤害自己是为了让自己感觉更好，格拉茨博士认为，教给自伤女性应对其情绪的更健康的方法，将减少她们对自伤的需要。这背后的基本逻辑是：假设自伤有助于人们调节情绪（似乎是这样的），那么一旦人们学会其他调节情绪的方法，让自己不会感到被情绪左右，就不必只用自伤这一种方法。因此，这种治疗方法就是教你通过以健康的方式调节情绪来阻止自伤的。

这种疗法的重要和独特的部分是教你如何调节情绪。它不会教你控制和限制情绪，而是帮助你学会接纳情绪。正如第六章提到的，很多自伤者说他们这样做是为了回避或逃避情绪。当感觉情绪难以忍受和不可抗拒时，他们只想尽快摆脱掉它们。

那如果这就是问题所在，你会怎么办？一种方法是教人们如何快速摆脱情绪，但问题是这是不可能的，实际上这样做会使人最终感觉更糟。正如之前提到的，试图回避情绪或完全摆脱它们可能会使情绪更加强烈和持久。换句话说，试图回避情绪往往适得其反。因此，这似乎不是一个治疗自伤的好方法。

而另一种方法是教那些被情绪压倒的人如何接纳自己的情绪，这样他们的情绪就不会那么可怕或不可抗拒。其基本理念是，你越不与自己的情绪对抗，你就会感觉越好。因此，这种团体治疗的大部分时间是在教你情绪应对技能，以使你从长远上感觉更好。例如，这种治疗方法不是对抗或试图摆脱情绪，而是教你识别情绪的技能，找出它们为你提供的信息以及如何利用这些信息使生活变得更好。这种治疗方法还教你如何对情绪保持开放态度，并愿意在情绪出现时体验它们。同样，这种治疗方法还教你更加接纳自己的情绪，特别是不要因为自己的某种感受而评判自己。这种治疗方法的最后一个重要部分是教你做你本该做的事情，无论体验到什么情绪或感觉如何，都要让你的生活继续。这种团体治疗的许多技能来自 DBT，其他的则来自另一种以接纳为基础的行为疗法，称为接纳承诺疗法（ACT；Hayes，Strosahl 和 Wilson，1999）。你可以把这种团体治疗看作是其他两种疗法中情绪接纳技能的精简组合，旨在帮助人们停止自伤。

团体内容

那每周在这个治疗团体中能学到什么呢？下面我们将告诉你更多关于在这个团体中会学到的技能。

第一周：在这一周，你会了解到更多关于自伤对你的作用，以及你究竟从中得到什么的信息。你也能开始识别自伤的坏处，了解从长远来看它对生活的危害。

第二周：这一周会聚焦于你为什么有情绪，以及情绪对你有什么作用。因为很多自伤者非常讨厌他们的情绪，所以让人们了解关于情绪的所有好处，以及为什么人类今天仍然具有情绪是个好主意。你也开始学习识别情绪相关的消极信念（例如，"有些情绪不应该被感受到"或"拥有某些情绪是软弱的表现"），这些信念使你在难过时感觉更糟糕。

第三至第六周：接下来的几周都是帮助你学会识别和标注情绪。教你识别与情绪相伴的想法、身体对这些情绪的反应，以及当你体验到不同的情绪时你所做的事情，以便你能准确地澄清你的感觉。这实际上是第十二章介绍的技能之一。你还会学习如何区分哪些是关于刚刚发生的事情的情绪（主要情绪），哪些是关于因为某种感受而自责或苛刻对待自己的情绪（次要情绪）。而且，你会学习用不同的技能来管理这些主要情绪和次要情绪。最后，你会学会如何分析情绪在试图告诉你什么，以及如何以健康和适应的方式对这些信息采取行动。

第七至第八周：在这两周里，你会了解到所有关于回避和试图摆脱情绪的坏处。你还会学习有关接纳情绪和对它们保持开放态度的技能。例如,练习观察情绪,而不是把它们推开;学习放下与情绪的斗争,把自己解放出来,这样你就可以专注于过你自己的生活和做对你重要的事情(Hayes, Strosahl 和 Wilson, 1999)。

第九至第十周:在第九周,你将学习基本的应对策略来管理情绪而不是回避它们(例如,通过将注意力集中在你的五种感官上,花时间弄清楚你的感觉,或表达你的情绪)。然后,在第十周,你会学习一些控制自伤和其他冲动行为的基本策略。例如,学会用其他行为来代替自伤行为,但这些行为会以健康的方式满足你相同的需要。例如,如果你通过自伤释放压抑的挫折感或紧张感,那么你可以采用其他方式,如跑步,或跟着响亮的音乐唱歌,或练习跆拳道。对于自己抵制自伤冲动的努力,你也要给予奖励(这样你就可以在短期内从停止自伤中获得好处)。

第十一至第十四周:最后四周都是帮助你认清人生方向,以及对你最重要的事情是什么。你将学习如何立即开始朝着你想要的生活方向前进。很多人觉得,在他们感觉好转和可以控制自伤之前,他们无法让生活继续。这种团体治疗告诉你,你不需要等待生活的开始。相反,你可以马上开始做对你很重要的事情,就是现在,就在这一刻。事实上,做这些事情很可能使你更容易停止自伤。这些技能有很多来自史蒂文·海斯博士及其同事(Hayes 等, 1999)的接纳承诺疗法(ACT)。如果你想了解更多关于 ACT 或其中的一些技能,请查看他的书籍《跳出头脑,融入生活:心理健康新概念 ACT》(*Get out of Your Mind and Into Your Life: The New Acceptance and Commitment Therapy*, New Harbinger Publications, 2005)。

情绪调节团体治疗有用吗?

为了解这种团体治疗是否能帮助人们停止自伤,我们选取了一组患有 BPD 的女性，其中一半参加了该团体。研究中的每个人都已经在接受个体治疗，许多人还在接受其他团体治疗、额外的个体治疗或个体技能训练。然而，其中一半女性除了接受其他治疗外，还接受情绪调节团体治疗。

好消息是，这种团体治疗是有效的！在接受其他治疗的同时接受该团体治疗的来访者的自伤次数较少；试图回避或压制自己情绪的可能性较小；抑郁、焦虑和压力更少（Gratz 和 Gunderson，2006）。此外，接受该团体治疗的病人更容易接纳自己的情绪，对自己的感受有更好的理解，在不高兴时能更好地控制冲动行为，并觉得自己有健康的方法来管理情绪。事实上，在该团体治疗的过程中，她们的情绪调节能力有了很大的提高，到最后，其中的大多数人在情绪调节方面的得分都在正常范围内。目前，我们正在进行另一项更大的研究，看看这种治疗方法是否对另一组来访者有同样的帮助，以及它的积极效果在治疗结束后能持续多久。

辩证行为治疗

辩证行为治疗（DBT）是由玛莎·莱恩汉博士在 20 世纪 80 年代开发的。她最初是想为有自杀倾向的女性开发一种治疗方法，但很快意识到其中有许多人在没有试图自杀的情况下也会伤害自己，而且有许多人符合 BPD 的诊断标准。因此，她最终开发了 DBT，以治疗 BPD，以及解决伴随这种疾病而来的许多问题。然而，她从未忘记治疗自杀和自伤行为的目标，事实上，帮助人们停止自伤是这种治疗的主要聚焦部分。许多人认为 DBT 是目前最好的治疗自伤的方法之一，特别是与其他治疗自伤的方法相比，它有更多的科学证据支持。

与我们之前告诉你的两种治疗方法不同，DBT 是为了应对伴随

BPD 出现的所有问题而开发的。这意味着它是一种非常全面的治疗方法。DBT 包括个体治疗（与治疗师一对一会面）和团体技能训练（参加团体治疗课程，学习一系列不同的技能）。此外，DBT 治疗师每周都有自己的小组讨论，称为咨询小组（consultation team），他们彼此提供支持和帮助，并共同努力成为更好的治疗师。在某种程度上，咨询小组就是对 DBT 治疗师的治疗。

那么，你在 DBT 中到底会做些什么，以及它如何帮助你停止自伤呢？这取决于你的治疗是 DBT 中的哪一部分。

个体治疗

正如我们所说，个体治疗是 DBT 的一个重要部分。事实上，这是你设定治疗目标并考虑在治疗中优先要做的事情。显然，这是非常重要的，因为试图一次解决所有的问题是非常难的（更别说这是不可能的）。因此，DBT 有一个叫做治疗目标等级（hierarchy of treatment targets）的概念，它是帮助你和治疗师在任何一次治疗中找出最重要事情的列表。而且，该列表上的第一件事就是停止任何自伤或自杀行为（在 DBT 中称为威胁生命的行为）。这意味着，如果你在那一周有自伤的冲动或已经伤害了自己，那么在那一周的治疗过程中，停止自伤将是需要处理的头等大事。

同时，这意味着你将和治疗师一起工作，了解是什么导致了自伤、你从自伤中得到了什么，以及你在不同的时间点可以做什么来阻止自伤。治疗师还将找出是否有什么技能可以帮助你抵制自伤的冲动，如果有，他将教你这些技能，或者（如果你已经知道这些技能）帮助你找出妨碍使用这些技能的原因。在会谈结束时，你会对所有可以防止自伤行为的地方以及未来停止自伤的计划有了更细致的了解。你还能学到一些新的技能,帮助你停止自伤或解决导致你开始自伤的问题。

更重要的是,由于 DBT 是为帮助解决伴随 BPD 而来的问题量身定制的,个体治疗除了帮助你解决自伤问题之外,也能帮助你解决许多其他问题。治疗师可能会帮助你解决关系问题、工作压力、焦虑和抑郁、酗酒以及不健康的饮食行为等。个体治疗还可以帮助你保持动力,远离不健康的行为(如自伤或物质滥用),并朝着有意义的生活目标前进。

技能训练团体

技能训练团体是 DBT 的第二大部分。技能训练的目的是帮助你学习必要的技能去改善生活,停止自伤和其他问题行为,并达成你的生活目标。这些技能的范围很广,足以解决许多让 BPD 患者经常挣扎的问题,而不是专门针对自伤。事实上,与 DBT 个体治疗不同,在 DBT 技能训练团体中,通常不怎么谈论自伤。相反,它实际上只是一个教授技能的小组,然后你和个体治疗师会将这些技能应用于你的具体问题。

那么,你会学到什么技能,而这些技能对自伤有什么帮助呢?DBT技能包括情绪调节、痛苦容忍、正念和人际效能等。这些技能都可能在停止自伤方面发挥作用;然而,有些技能可能比其他技能更有帮助,特别是如果它们可以帮助你满足与自伤所满足的需要相同的那些需要。

情绪调节技能

DBT 中的情绪调节技能会帮助你以适合自己且不会导致其他问题的方式管理情绪。例如,有些技能会帮助你识别情绪,识别导致情绪的事件类型(以及你对这些事件的看法),以及识别不同情绪对你的思维、行为和心绪的影响。也有些技能教你理解你为什么会有这些情绪以及这些情绪为你提供了什么信息。还有些技能会教你在必要时改变或接纳你的情绪,并通过增加生活中的愉快事件及照顾自己身体和情感的需要，使自己不那么容易受到负面情绪的影响。

痛苦容忍技能

痛苦容忍技能是指让你在不使事情恶化的情况下度过困难和缓解压力的技能。它们会帮助你学会处理难以忍受的情绪，而不是通过做最终会让你后悔的事情来试图逃避情绪。鉴于自伤常被用于逃避难以忍受的情绪，痛苦容忍技能有助于减少自伤行为就不足为奇了。具体来说，痛苦容忍技能教你不要试图改变情绪，接纳现实本来的样子，也教你即使在真的不高兴时也能控制行为（例如，通过转移注意力和自我安抚而不是冲动行事）。最后，它还会教你考虑行为的长期后果，这样你就不会只关注自伤这种行为的短期的积极结果。

正念技能

正念技能教你注意此时此地所发生的事情，并在当下保持完全清醒和在场。这些技能是让你充分参与生活，而不是因为想事情，或者被忧虑、恐惧等强烈的情绪分心而让生活溜走。正念的一个非常重要的部分是不评判自己或自己的体验。它教你注意周围发生的事情（除了你内心发生的事情外，例如你的想法和情绪），而不对这些体验进行评判。相反，你只是观察这些体验，并描述它们本来的样子。例如，你要"坚持事实"并保持客观，而不是像大多数人那样常常附加评判。可以想象，鉴于羞耻感在自伤中的巨大作用，观察自己的想法、感觉和行为而不进行评判是可以帮助你减少自伤行为的。其他的正念技能包括注意此时此刻的感觉（视觉、听觉、嗅觉或触觉），将自己完全投入到当下正在做的任何事情中，一次只关注一件事，并做当下该做的事。

人际效能技能

人际效能（interpersonal effectiveness）技能是为了帮助你有效地处理与他人的关系。其中有些技能教你在与周围的人交往时牢记你的目标。这些技能确保你在人际关系中说或做某件事时，使你能够满足你的需要并达到你的目标。也有些技能是让你以有效的方式（既不太被动也不太有攻击性）要求别人做事，或对他们的要求说不。还有些技能是教你认可他人的感受，并对他人表现出诚实、真实和公平的态度。如果你曾经因为和别人吵架，或者因为一段痛苦的关系，或者因为不知如何采用其他方式寻求支持而伤害自己，那么人际效能技能可能正是你需要的。

要了解更多关于这些技能的信息，请查阅莱恩汉博士的《治疗边缘型人格障碍的技能训练手册》（*Skills Training Manual for Treating Borderline Personality Disorder*, The Guilford Press, 1993）。

DBT 治疗自伤的科学证据

正如之前提到的，对 DBT 的研究比任何其他治疗自伤的方法都要多，而且结果很清楚：DBT 是有效的！例如，第一个研究（Linehan 等，1991）将 DBT 与"常规治疗"进行了比较，后者是指 BPD 患者通常在该地区得到的治疗。DBT 在减少自伤和自杀企图方面比常规治疗做得更好，而对比医院治疗和急诊就更不用说了。从那时起，研究人员对 DBT 进行了其他几项研究。其中一项研究（Linehan 等，2006）将 DBT 和该地区一组由 BPD 治疗专家（但他们不提供 DBT）所提供的治疗进行了比较。尽管两种治疗方法都有助于减少自伤行为，但在减少的数量方面，DBT 并不比专家提供的治疗更好。然而，DBT 在减少自杀和自伤行为的医疗风险方面表现得更好。此外，还有几项研究的结果表明，DBT 对于减少自杀行为、冲动行为、抑郁和愤怒是一种有用的治疗方法（见 Robins 和 Chapman，2004）。

DBT 的另一个了不起的特点是，研究表明它对其他问题也有帮助，如药物滥用（Linehan 等，1999）和饮食障碍（Safer，Telch 和 Agras，2001；Telch，Agras 和 Linehan，2001）。你可能还记得第四章的内容，这些都是经常与自伤相伴随的问题。因此，如果除了自伤之外，你还被这些问题所困扰，DBT 可能是帮你解决所有问题的好疗法。

心智化治疗

心智化治疗（MBT；Bateman 和 Fonagy，1999）是另一种治疗 BPD 的方法，已被证明可以减少自伤行为。MBT 是由安东尼·贝特曼（Anthony Bateman）和彼得·方纳吉（Peter Fonagy）博士在英国开发的。与我们迄今为止描述的其他治疗方法不同，MBT 不是一种认知行为疗法。与我们描述的其他疗法相比，MBT 更像是一种"谈话疗法"。在MBT 中，来访者的大部分时间是与治疗师交谈，了解自己及与他人的关系，而不是像认知行为疗法那样做家庭作业，学习新技能，并努力改变自己的行为。

更重要的是，MBT 的重点与我们讨论的其他治疗方法不同。到目前为止，我们所描述的所有治疗方法都认为：人们自伤是为了应对情绪困扰、不想要的感受和想法，以及生活中的问题。因此，所有这些治疗方法的一个共同目标是：帮助人们弄清楚自伤对他们有什么作用，用其他（更适应的）应对行为替代自伤，并学习新的技能。

而 MBT 更关注人们对自己是谁的感觉，或他们的"自我感"（sense of self）。MBT 认为：BPD 和伴随的问题（如自伤）是自我结构薄弱（weak self-structure）的结果，或"自我感"不稳定和对自我的理解不够。按照MBT 的说法，人们经常使用自伤来发展更强大或更有凝聚力的"自我感"。事实上，自伤被看作是在承受压力时保持某种"自我感"的绝望尝试。

那么，形成这种薄弱的自我结构的原因究竟是什么？按照 MBT 的说法，罪魁祸首是未能发展出较高的心智化（mentalization）水平。心智化是一种理解自己的行为以及周围人行为的能力，而这些行为来自内在的心理状态，如想法、感受和欲望。换句话说，心智化意味着你能够看到你所做的事情是由你的想法、感受或欲望导致的。

另一方面，如果还没有学会怎样心智化，你可能会对自己为什么做这些事情以及你的行为与你的心理状态的关系感到困惑。例如，当你进行自伤时，你可能不知道自己为什么开始这样做，也不知道你的内心发生了什么导致你开始伤害自己。你可能觉得你的自伤行为"只是发生了"或"发生得如此出乎意料"。然而，尽管它可能看起来是这样，但通常不是这样。其实你可能是没有意识到在你开始伤害自己之前的感觉或想法，或者你可能没看到你的心理状态和自伤之间的联系。你看不到这种联系并不意味着它不存在，只是意味着你没有意识到它。MBT 可以帮助你理解这种联系，使你看到心理状态和行为（包括自伤）之间的联系。事实上，MBT 最重要的目标是提高心智化水平。

那 MBT 究竟是如何帮助你提高心智化水平的呢？像 DBT 一样，MBT 是一种综合性治疗，包括个体治疗和团体治疗。事实上，MBT 最初是作为一个部分住院项目开发的。正如第七章所描述的，部分住院项目每周需要比门诊治疗更多的时间，通常每周要花好几个小时进行治疗。MBT 部分住院项目包括每周六个小时的结构化治疗，即一个小时的个体治疗、三个小时的团体治疗、一个小时的表达性治疗，以及一个小时的社区会议。然而，对于那些不希望接受如此密集治疗强度的人来说，好消息是贝特曼和方纳吉博士正在努力开发一种门诊版的 MBT，包括每周一次个体治疗和一次团体治疗。尽管截至 2008 年夏天，还没有关于这种门诊版 MBT 的研究报告发表，但这种方式肯定会受欢迎，因为到目前为止,门诊治疗是最常见的治疗类型。

个体治疗

在 MBT 个体治疗中,治疗师会与你一起工作,了解你为什么要做这些事情,以及其他人可能对这些行动的反应。例如,你的治疗师可能会要求你思考她/他对你所做事情会有什么感受,以及这些想法和感受如何导致不同的行动。治疗师也可能会花时间与你讨论你的想法、感受和欲望是如何产生你的行动的。总而言之,MBT 治疗师会和你一起工作,帮助你理解每个人的行动都源于一些内在体验如想法、感受或欲望等,或与其相关。

治疗师也会花时间了解你的行动与他人的行动(以及你对他人行动的感受和想法)之间有什么关系。事实上,治疗师可能试图了解你的行动与你对他人行动的想法和感受之间有什么关系。例如,假设治疗师在治疗中迟到了几分钟,你大喊:"你根本就不在乎我!"那么,在 MBT 中,治疗师会试图理解你的大喊与你对治疗师迟到的想法(例如,"我不重要")和感受(例如,失望和受伤)有什么关系。这背后的逻辑是:治疗师努力理解这些联系,也会帮助你开始学习这些联系。换句话说,他们将帮助你学习如何心智化。按照 MBT 的说法,治疗师越了解所有这些事情之间的关联,就越能促使你了解你的行动与周围发生的事情以及你对这些事情的反应之间的关联。

MBT 个体治疗的另一个重要特点是采取"不知道"的立场。这意味着你和治疗师不必假设你们中的任何一个人拥有所有的答案或完全理解对方正在体验的事情。这种开放的好奇心,或"不知道"的立场,被认为在帮助你促进心智化发展方面起着关键作用。

团体治疗

有趣的是，MBT 团体治疗看起来很像 MBT 个体治疗。事实上，在某些方面，你可以认为 MBT 团体治疗与 MBT 个体治疗是一样的——只是房间里有更多的人。我们这样说，是因为你在 MBT 个体治疗中发现的许多东西也可以在 MBT 团体治疗中找到。例如，正如上面所讨论的，MBT 团体中的所有成员（和团体带领者）都被要求采取"不知道"的立场，并尽力理解某成员的行为与其他成员的行为的关联，以及他们自己的感受、想法和欲望之间的关联。我们特别鼓励 MBT 团体中的所有成员思考其他成员的心理状态，以及他们自己的心理状态。由于对心智化的关注（这实际上涉及思考其他人与自己的关系），团体治疗提供了一个很好的机会来练习这项技能。

MBT 自伤治疗的科学证据

像 DBT 一样，MBT 已被证明可以帮助患有 BPD 的人停止自伤。虽然 MBT 不像 DBT 那样被研究得那么多（主要因为它是一种较新的治疗方法），但现有的研究表明，MBT 有助于减少自伤行为。在第一个关于 MBT 的研究中，贝特曼博士和方纳吉博士（Bateman 和 Fonagy，1999）对 MBT 部分住院项目和来访者通常在社区接受治疗两种情况进行了长达 18 个月的比较研究，发现 MBT 在减少自杀企图和自伤行为方面做得更好（除了改善抑郁和焦虑症状之外）。更重要的是，接受 MBT 治疗的来访者在治疗结束后的 18 个月内，自伤和自杀企图的数量仍然较少（Bateman 和 Fonagy，2001）。更令人兴奋的是，在最长的治疗 BPD 的跟踪研究中，贝特曼博士和方纳吉博士（Bateman 和 Fonagy，2008）发现，与常规治疗相比，接受 MBT 的来访者在完成治疗五年后的自杀行为更少，整体功能更好。

哪种治疗方法适合你?

在选择适合自己的治疗方法时,有许多事情需要考虑。你是否喜欢一种主动的、解决问题的方法,可以教你新的技能,帮助你找到更健康的行为,以取代自伤? 如果是这样,你可能要考虑 MACT、DBT 或情绪调节团体治疗。还是你更喜欢不太结构化的治疗,在你治疗的大部分时间里可与治疗师谈论你和你自己的关系? 如果是这样,MBT 可能是你最好的选择。

你也要考虑是想要一个短期的、集中的治疗,还是一个较长的、更全面的治疗。你是否想找到一种治疗方法,只关注自伤,并为你提供一些新的技能以帮助你立即停止自伤? 如果是这样,MACT 或情绪调节团体治疗可能是不错的选择。另一方面,如果你想找一种全面的治疗方法,解决除自伤外的所有其他问题,DBT 或 MBT 可能是更好的选择。

选择治疗方法时要注意的其他事项包括:

- 考虑清楚是否想参加团体治疗(这是 DBT 和 MBT 的一部分,也是情绪调节团体治疗的完整形式)。
- 如果你患有 BPD,MACT 可能不是你的正确选择。
- 思考什么治疗方法对你来说最有意义,而且似乎能帮助你处理导致自伤的原因。

最后要记住,即使社区不能提供这些治疗方法中的某些(或全部)方法,你仍然可以得到所需要的帮助。在第七章中,我们提供了一些建议,可帮助你采取一些措施。此外,还要记住,许多为自伤者服务的治疗师都知道本书中描述的不同治疗方法，并在他们自己的实践中使用这些治疗方法中的某些策略。因此，即使你所在的地区没有这些治疗方法，与你一起工作的治疗师很可能最终会教你一些源自这些治疗方法的技能，以及许多与这些治疗方法相关的知识。对那些研究表明对自伤有效的治疗方法了解得越多，你在选择合适的治疗师时就会越顺利。

小结

- 一些心理治疗方法已被证明对自伤有帮助。

- 这些治疗方法既有短期、集中的治疗，如 MACT 和情绪调节团体治疗，还有针对 BPD 的综合性治疗，如 DBT 和 MBT。

- MACT 是这些治疗方法中最短的一种，包括阅读六本小册子（对某些人来说，还需要与治疗师会面几次）。MACT 会教你一些基本的痛苦容忍和解决问题的技巧，这可能是停止自伤的良好开端。然而，它似乎对 BPD 患者不起作用。如果你除了自伤之外没有很多其他问题，那它的效果可能较好。

- 格拉茨博士的情绪调节团体治疗是为患有 BPD 的女性开发的为期 14 周的治疗。这种疗法会教你各种不同的情绪调节技巧，并可对你已经接受的治疗进行补充。如果你已经在与一个治疗师进行会谈，同时又想为自伤增加一个简短的治疗方案，这可能是一个不错的选择。

- DBT 和 MBT 是针对 BPD 的综合治疗方法，已被证明可以帮助人们减少自伤行为。这些治疗方法的持续时间较长，包括个体治疗和团体治疗。如果你想要一种能够帮助你解决所有问题（不仅仅是自伤）并且是长期的治疗方法，它们是很好的选择。

- 选择适合自己的治疗方法要考虑很多不同的因素。最重要的是，要找到一种对你有意义的、能满足你需要的治疗方法。

现在你对那些研究表明对自伤有帮助的心理治疗方法有了更多的了解，下一章我们将把注意力转向一些可能有用的药物治疗方法。

第九章　药物治疗

温迪是一名护士,在过去七年里一直有自伤行为。她对自己是否真的想停止自伤犹豫不决,但有一天,当伤害超过她想要的程度时,她决定是时候停止了。她做的第一件事是联系所在地区的一位专门治疗自伤的治疗师。在短短几周内,她开始感觉到自己正在发展新的应对技能。不过,作为一名护士,她还想知道:"是否有什么药物可以帮助我?"于是,她预约了一位精神科医生,讨论她的药物治疗方案。

你可能已经知道,许多自伤者会服用某种精神类药物(Psychotropic medication)。精神类药物是指可以影响你的心理状态、情绪、行为或精神症状的药物。在自伤者中,有 21％到 50％的人服用某种精神类药物(Houston 等,2003;Nada-Raja 等,2004)。也许你正在通过服用药物来帮助解决自伤问题(或可能与自伤相伴随的问题),或者你只是想知道是否应该考虑将药物治疗作为一种选择。

由于许多自伤者都在服用药物,因此本章将专门介绍关于一般药物治疗的准确信息,以及可能对自伤最有用的药物类型。我们也会提供一些有价值的提示,包括在服药前要考虑的事情、问处方医生的问题,以及追踪药物效果的方法。

药物是如何起效的?

在谈论可能有助于停止自伤的药物之前,我们有必要了解一下精神类药物是如何工作的,以及科学家们如何检测它们的有效性。

改变大脑化学物质

简单地说,药物是用来改变大脑化学物质的。这背后的逻辑是,大脑化学物质可以导致或影响精神问题;因此,如果纠正了这些大脑化学物质问题,那么精神问题也应该得到改善。

在讨论药物如何改变大脑化学物质之前,了解大脑化学物质的工作原理是有帮助的。首先要知道的是,我们把激活神经元(脑细胞)的主要化学信使称为神经递质(neurotransmitters)。以下是关于神经递质工作原理的说明。想象一下,有两个岛屿被一条狭窄的水渠隔开,称为前岛和后岛。每个岛都有一个大的码头,一堆船从一个岛行驶到下一个岛后停在那里。这很像你大脑中的神经元。在这个例子中,岛屿是神经元,它们之间的通道是突触(synapse)。这些船是神经递质。神经递质从一个神经元[技术上称为突触前神经元(presynaptic neuron)]到另一个神经元[突触后神经元(postsynaptic neuron)],然后与另一个神经元结合(就像船在码头停靠一样)。

现在我们假设一群人上了前岛的一艘船,然后到后岛去旅行。一旦船到达那里,可能会发生一些不同的情况。一种情况是,船到了,人们下船,探索这个岛,买东西,并使岛上发生很多活动。相似地,一些神经递质引发突触后神经元兴奋,或变得活跃。我们称它们为兴奋性神经递质(excitatory neurotransmitters),因为它们"激发"了突触后神经元的活动。

另一种情况是，神经递质可能会阻止突触后神经元兴奋。有些神经递质就是以这种方式工作的。也就是说，它们使其他神经元变得不那么活跃或阻止其活动。例如，可能一艘海盗船从一个岛行驶到了另一个岛，然后海盗们下船抢劫该岛，关闭发电厂，或偷东西，使岛上小镇无法运作。阻断神经元活动的神经递质被称为抑制性神经递质（inhibitory neurotransmitters），因为它们抑制了其他神经元的活动。

也有一种情况是，一堆船可能只是停在码头的船坞里，阻止其他船只停靠。某些神经递质的作用就是这样。它们占据其他神经元受体，使其他神经递质不能"停靠"并激活神经元。

还有一种重要情况是，有时神经递质离开突触前神经元后，却永远都不能到达突触后神经元。这种情况可能有下面几个原因。

- 神经递质可能无法到达另一个神经元的一个原因被称为再摄取（reuptake）。基本上，当突触中的化学物质在神经递质走得很远之前将其拉回突触前神经元时，就会发生再摄取。这就像船只离开了前岛，但是在到达后岛之前被海岸警卫队抓获并被带回前岛。

- 另一个原因是突触中的某些酶（加快体内化学反应的分子）可能会在神经递质到达突触后神经元之前将其分解。这就像海上的暴风雨，在船只到达后岛之前，就已经把它们击毁了。

那么，这些与自伤的药物治疗有什么关系？例如，一些研究人员提出，自伤可能是由血清素活动过少引起的（还记得第三章的内容吗？）。血清素活动过少可能是由于血清素释放太少，或者是在血清素到达突触后神经元之前被酶分解、再摄取，以及存在其他占据突触后神经元受体的神经递质。

科学家们已经设计了一些药物来纠正与神经递质有关的问题。接下来，我们会提供一些关于治疗自伤最常见的药物信息，并阐述它们如何发挥作用以及一些需要注意的副作用。

三环类抗抑郁药（TCAs）

三环类抗抑郁药主要通过阻断 5 -羟色胺（又名血清素）、去甲肾上腺素和多巴胺（在较小程度上）的再摄取来发挥作用。这意味着这些神经递质在突触中可以获得更多，因此，它们有更大的机会激活另一个神经元。这就像除掉海岸警卫队，以便使更多的船能到达后岛。正如在第三章中提到的，5 -羟色胺是一种可以调节情绪、饥饿、温度、性活动、睡眠和攻击性等的神经递质。去甲肾上腺素是一种参与警觉性、注意力、攻击性、动机和战斗或逃跑系统的神经递质。多巴胺是一种参与情绪、快乐和身体运动的神经递质。

TCAs 的一些常见副作用包括口干、疲劳、尿失禁、头晕、视力模糊、手震、便秘和恶心。TCAs 包括阿米替林、去甲丙咪嗪、伊米帕明、去甲替林和氯丙咪嗪。

选择性血清素再摄取抑制剂（SSRIs）

选择性血清素再摄取抑制剂，如氟西汀，其作用方式与 TCAs 相似。与 TCAs 一样，SSRIs 防止血清素的再摄取。不同的是，TCAs 阻止 5 -羟色胺、去甲肾上腺素和多巴胺的再摄取，而 SSRIs 只阻止 5 -羟色胺的再摄取（这就是为什么使用"选择性"一词）。

尽管 SSRIs 的副作用通常是相当温和的，但还是需要注意。一些最常见的副作用包括恶心、腹泻、头痛、焦虑、紧张、睡眠障碍、不安和激动、疲劳、头晕、头重脚轻、性问题（包括性欲降低）、震颤、口干、出汗等，患有双相情感障碍的人可能会出现躁狂、体重减轻或增加、皮疹和癫痫发作等问题。

SSRIs 包括氟西汀、舍曲林、氟伏沙明、西酞普兰、艾司西酞普兰和帕罗西汀。

抗精神病药物

抗精神病药物最初是用来治疗精神分裂症患者的，精神科医生经常开抗精神病药物来帮助那些难以控制冲动的人，例如自伤的冲动。关于抗精神病药物的作用有很多说法，但最常见的解释是它们阻断了大脑中多巴胺区域的活动。一些研究表明，过多的多巴胺活动可能导致精神分裂症患者的一些症状，如妄想和幻觉。不同的抗精神病药物以不同的方式发挥作用，但这些药物大多都会阻断多巴胺受体。这就好比有一群大船停在码头上，阻止任何其他船只停靠在后岛。当多巴胺受体被阻断时，多巴胺不能与受体结合或导致神经元兴奋。

抗精神病药物主要有两种类型：第一代抗精神病药物和第二代抗精神病药物。第一代抗精神病药物由于其副作用，并不被经常使用（除非是对其他药物没有反应的严重精神病患者）。第一代抗精神病药物的一个缺点是，帮助患者缓解症状的药量往往与产生副作用的药量非常接近。

而第二代抗精神病药物，只有在大量服用的情况下，才会导致危险的副作用。这些药物的治疗剂量（产生良好效果的剂量）通常低于产生副作用的剂量。尽管如此，但第二代抗精神病药物也有一些常见副作用，包括镇静和疲劳、低血压、体重增加、体温升高或降低（例如，很多时候感觉很热）、心脏或心血管系统活动以及皮肤色素的改变等。此外，服用某些第二代抗精神病药物（如氯氮平）时，需要采取特殊措施以避免严重的副作用。例如，如果服用氯氮平，就需要定期监测白细胞。

抗精神病药物的严重副作用包括面部和其他身体部位的不自主运动[称为迟发性运动障碍（tardive dyskinesia）]，以及神经阻滞剂恶性综合征（neuroleptic malignant syndrome, NMS）。虽然迟发性运动障碍在使用第一代抗精神病药物时更为常见，但它也是第二代抗精神病药物的一个可能的副作用。而 NMS 是最严重的副作用，只要服用抗精神病药物就可能会发生。NMS 包括肌肉僵硬、体温升高、血压升高或降低、烦躁不安、昏迷。如果有任何这些症状，就必须立即去看医生，而且需要停药。

第二代抗精神病药物包括洛沙平、氯氮平、利培酮、再普乐和舍吲哚。

药物对自伤的疗效

在本节中，我们将告诉你一些可能对自伤有效的药物。首先是关于人们如何测试和研究药物，然后是针对自伤药物的一些研究发现。

如何知道一种药物是否有效？

也许你已经猜到，确定一种药物是否有效是一个非常复杂的问题，但这也是一个非常重要的问题。事实上，你知道这个问题的答案和你的医生知道同样重要。我们希望你能获得所需的信息，以便能够辨别在电视、杂志上，甚至在医生的候诊室里随处可见的药物广告的真实性。

要想理解关于药物的信息，你需要知道人们是如何研究药物的，以及什么类型的证据是"最好"和最可靠的。因此，我们首先要告诉你，研究人员是如何确定一种药物是否有效的。

研究者会使用各种不同的方法来研究药物。

案例研究。 在案例研究中，研究人员通常给一个人提供一种特定的针对自伤的药物，然后公布这种药物对这个人的效果如何。当人们尝试新的药物时，案例研究可能是有用的，但它有一个很大的问题。我们无法假设所有病人都是一样的。例如，我们不能因为某种药物对内布拉斯加州的萨莉·史密斯有效，就认为它对你也有效。

开放标签试验（Open-label trial）。在开放标签试验中，研究人员让一组病人服用一种或多种药物。研究中，病人和研究人员都知道病人正在接受哪种药物。很多时候，研究人员会使用这种研究来测试新药物或尝试使用现有药物来解决不同类型的问题。这种试验的一个主要问题是，它们可能会引发安慰剂效应（placebo effects，安慰剂效应是指人们仅仅因为知道自己在服用某种药物而期望得到改善的倾向）。开放标签试验的另一个问题是，研究人员知道谁在接受药物治疗。因为研究人员有时希望药物治疗效果好，所以他们的偏见可能会影响研究结果。第三个问题是，病人症状可能仅仅是因为随着时间的推移得到自然改善，而不是因为药物的实际作用。尽管开放标签试验可能是有帮助的，但我们仍需要对任何只在开放标签试验中研究过的药物保持怀疑。

双盲、安慰剂对照试验。 在双盲、安慰剂对照试验中，研究人员随机分配给病人药物（如氟西汀）或某种安慰剂（通常是一种糖丸）。同时，这些研究是"双盲"的，意味着研究人员和病人对服用的药物（氟西汀或安慰剂）都是不知道的。这些研究基本上摆脱了安慰剂效应解释研究结果的可能性。此外，如果药物的效果比安慰剂的效果好，这可能就不只是因为随着时间推移变得更好——服用安慰剂和药物的患者都有机会随着时间推移而得到改善，而更有可能的是药物本身促进了病情的改善。这种类型的研究是测试药物的最佳方式之一，因此你最应该相信在双盲、安慰剂对照试验中测试过的药物。

药物对自伤的疗效如何?

我们希望有一种神奇的药物可以帮助你一劳永逸地停止自伤。但不幸的是,情况并非如此。到目前为止,对自伤的药物研究还不是很多。而且,由于许多现有的研究都是案例研究或开放标签试验,因此并不确定如何看待它们的结果。考虑到这一点,我们现在主要谈谈对治疗自伤的具体药物的了解。

对 SSRIs 的研究

在针对自伤的药物治疗方面,SSRIs 似乎有最多的证据支持。例如,有一项研究是关于氟西汀对 15 名反复抠皮肤的女性的治疗效果的(Bloch 等,2001)。在这项开放标签试验中,15 名病人中有 8 人在抠皮肤的频率上有 30% 或更大的改善。而在这改善的 8 名病人中,4 名被随机分配到继续服用氟西汀一组,4 名在服用安慰剂一组。研究结果显示,服用氟西汀的 4 名患者保持了改善效果,而服用安慰剂的 4 名患者的行为频率则回到了研究开始前。在研究结束后的 30 个月内,继续服用氟西汀的病人比没有服用的病人做得更好。其他研究也发现,氟西汀(Simeon 等,1997)和其他 SSRIs 药物如艾司西酞普兰(Keuthen 等,2007)对治疗抠皮肤行为有帮助。

其他研究也测试了不同的 SSRIs 对其他类型的自伤行为的作用。例如,一项开放标签试验发现,服用氟伏沙明的女性患者在一种叫做"去皮"(excoriation)(Arnold 等,1999)的行为上有所改善("去皮"是一种自伤的类型,包括剔除痂皮或伤口)。在这项研究中,14 名病人中有 4 人显示该行为频率至少减少了 30%。

总的来说,这些研究告诉我们,SSRIs 可能是一种有用的药物,适用于有去皮和类似行为而不是切割或烧伤等自伤行为的人,抠皮和去皮都是强迫性行为(compulsive behaviors),或者说是重复性的、习惯性的行为(如烦躁不安、咬指甲、拔头发或其他类型的活动),人们觉得很难停止。而且,事实证明,SSRIs对涉及强迫性行为的疾病,即强迫症(OCD)也有很好的效果。因此,SSRIs可能对自伤的某种行为比较有效,这种行为与强迫症患者的重复行为很相似。

TCAs的研究

有些研究探究了TCAs在自伤方面的应用。但问题是,这些研究一般只涉及个案研究,而且主要集中在智力迟缓或其他发育障碍的人身上,比如自闭症。据我们所知,截至2008年7月,还没有关于TCAs用于自伤的比较不错的对照研究。当然,鉴于研究发现TCAs对抑郁症很有帮助(Van, Schoevers和Dekker, 2008),TCAs也有可能对自伤有帮助。也就是说,如果你经历了抑郁症的改善过程,可能会发现更容易停止伤害自己。但是,关于TCAs特别有助于人们停止自伤的研究还远远没有定论。

抗精神病药物的研究

一些专家对抗精神病药物用于自伤治疗进行了研究。这些研究大多集中在患有BPD的病人(主要是女性病人)或有认知缺陷(低智商或智力迟钝)的人身上。一项针对有精神病症状的BPD患者的研究发现,氯氮平有助于减少自伤行为(Chengappa等, 1999)。另一项研究(一项开放标签试验)发现,服用利培酮(第二代抗精神病药物)的BPD患者在攻击性和敌意方面有所改善,但不一定是自伤行为的改善(Rocca等, 2002)。针对服用过利培酮、喹硫平或奥氮平的有认知障碍的成年人(Ruedrich等, 2008)的一项研究显示,受攻击性困扰的病人在攻击性行为方面有一些改善,但自伤的病人没有显示出改善。因此,抗精神病药物是否真的能够帮助减少自伤行为,目前还没有定论。此外,要切记,如果你不是BPD患者,而且你有正常的认知功能,那么没有太多的证据支持使用抗精神病药物可以帮助你解决自伤问题。

其他药物和补充剂的研究

研究人员还研究了其他用于自伤的药物和补充剂。其中一种药物是纳曲酮。其他已经开始研究的不是一种药物,而是一种膳食补充剂,即 omega－3(欧米伽3)脂肪酸。根据我们的经验,医生开出的纳曲酮和补充剂比抗抑郁药和抗精神病药更少,但了解一下它们是什么以及对自伤是否有帮助,对你来说还是有用的。

纳曲酮是一种阻断大脑中阿片类物质的药物,使天然(内源性)阿片类物质不能与突触后神经元结合并得到激活。这就好比一堆船只停靠在后岛,阻止其他船只停靠,从而阻止人们进入该岛并进行旅游活动。还记得天然阿片类物质在自伤中可能发挥的作用吗?这背后的逻辑是,自伤者在受伤时可能会感到情绪上的缓解,因为他们的天然止痛系统(阿片系统)过度活跃。如果纳曲酮阻断了阿片类物质的活跃,那么当你进行自伤时,就不太可能得到这种情绪缓解。如果继续伤害自己不能带来任何情绪上的缓解,你可能就会停止自伤。

一些人对用纳曲酮治疗自伤病人进行了研究。许多结果显示,服用纳曲酮病人的自伤行为有所减少(Rénéric 和 Bouvard, 1998)。但问题是,这些研究大多是个案研究或非常小规模的开放标签试验。目前一些双盲、安慰剂对照试验也对纳曲酮进行了研究,但这些研究发现的结果并不一致。其中一些研究发现自伤情况有所改善,而其他研究则没有。因此,并不完全清楚纳曲酮是否对自伤有帮助。部分因为阿片类物质活动过度活跃而自伤的人可能受益最大,但精神病学家还没有技术来确定病人大脑中的阿片类物质活动是否过度活跃。

正如我们提到的,研究人员已经开始研究 omega－3 脂肪酸对自伤和自杀行为的影响。它存在于鱼类、某些类型的坚果、亚麻籽和其他食物中,具有许多有益的作用,如降低胆固醇和血压以及心脏病的风险。事实上,这些益处是 omega - 3 脂肪酸相较于标准精神疾病药物的一个优势。另一个优点是它的副作用非常少。然而,关于 omega - 3 脂肪酸是否真的对自伤有帮助目前还没有定论。一项研究比较了安慰剂和 omega - 3 脂肪酸对患有 BPD 女性的治疗效果,发现服用 omega - 3 脂肪酸的女性在攻击性和抑郁症方面有更大的改善(Zanarini 和 Frankenburg, 2003)。不过,服用 omega - 3 脂肪酸似乎对自伤并没有真正的帮助,因为在研究期间,两组(安慰剂和 omega - 3 脂肪酸)中都有相同比例的病人(10%)伤害了自己。此外,另一项安慰剂对照试验比较了 omega - 3 脂肪酸和安慰剂在治疗爱尔兰医院急诊科病人中的效果(Hallahan 等, 2007)。服用 omega - 3 脂肪酸的病人在抑郁症、压力水平和自杀念头方面比服用安慰剂的病人有更大的改善,但在减少自伤行为方面却没有表现出显著差异。因此,omega - 3 脂肪酸似乎可以帮助解决情绪症状(如抑郁症和压力)和攻击行为,但还没有研究显示 omega - 3 脂肪酸比安慰剂更有助于减少自伤行为。

药物治疗的重点

重点是,药物治疗不是治疗自伤的黄金标准,这可能是目前能得出的最好结论。

- 有证据表明,SSRIs 可能有助于减少涉及重复抠挖皮肤的自伤行为。
- TCAs 可能对有认知障碍的人有帮助,但是否对一般的自伤者有帮助还有待进一步研究。
- 抗精神病药物可能对治疗 BPD 的某些症状有帮助,但很少有证据表明确实能减少自伤行为。
- 纳曲酮的研究结果不一,有些结果显示效果良好,有些则没有表明能减少自伤行为。

- 某些补充剂,如 omega‐3 脂肪酸,可能有助于缓解压力、抑郁或攻击性,但它们可能不会直接有助于解决自伤问题。

如果你有自伤行为,那么上面的总结可能会让你有些丧气。但请记住,对于自伤是有有效的治疗方法的;只是这些治疗方法往往会涉及心理治疗。因此,你最好的选择可能是找到一种心理治疗方法,就像第八章中讨论的那些。至于药物治疗,即使一种药物不能减少自伤,它仍然可能会帮助你解决一些经常与自伤相伴随的其他问题,特别是抑郁症或焦虑症。

总之,尽管药物治疗可能在你的康复过程中发挥作用,帮助你解决其他情绪问题或精神障碍,但我们强烈建议你寻求心理咨询或心理治疗来帮助你解决自伤问题,因为单靠药物治疗可能不会起作用。

主动参与治疗

无论你现在是在服药还是仅仅考虑开始服药,如果你主动参与治疗,那么你可能会得到更大的好处。当涉及药物治疗时,有三个重要的步骤可以帮助你发挥主动性:(1)获取有关药物的信息并提出问题;(2)审慎决定是否服药;(3)监测你的服药情况。下面,我们将为你提供实用的建议来完成上述每个步骤,并在治疗中发挥积极作用。

获取有关药物的信息并提出问题

在开始服药之前,第一步是尽可能多地收集信息。一种方法是阅读像本书这样的自助材料。另一种方法是与你的精神科医生或其他处方医生讨论药物治疗,并询问你的任何问题。我们列出了一些可以在开始用药前询问医生的重要问题。

服药前询问什么？

关于药物疗效的问题：

- 你的病人使用这种药物的效果如何？
- 这种药物对与我这种问题相类似的人有效吗？
- 有多少人服用这种药物后似乎有所好转？
- 这种药物对我的问题有多大的帮助？
- 我可以做些什么（如果有的话）使药物对我更有效？
- 我需要多长时间才能发现我的症状有变化？
- 药物是如何发挥作用的？
- 为什么你认为这种药物对我有效？

关于需要注意的问题：

- 如果停药或在停药期间，可能会发生什么？如果停止服用这种药物，症状是否会经常复发？
- 如果我错过了一次用药会怎样？
- 药物的副作用有哪些？
- 这种药物是否会与我的其他药物发生作用？
- 哪些副作用是常见的，哪些是罕见的？
- 哪些类型的副作用是我最需要关注的？
- 哪些类型的副作用可能意味着有紧急情况？
- 如果服用这种药物，是否有某些食物或药物（包括酒精）不能吃？

其他需要收集的重要信息：

- 该药物的价格是多少？
- 是否可以用医保？
- 我怎样才能知道药物的效果如何？
- 如果没有效果，我该怎么做？是停止使用并尝试另一种药物，还是保留该药物并增加另一种？

医生是最好的药物信息来源,而且见医生还有一个好处就是他可以回答你的具体问题。其他的药物信息来源包括互联网,以及一本名为《心理健康专业人士 PDR 药物指南》(*PDR Drug Guide for Mental Health Professionals*,下文简称《PDR 药物指南》)的书籍(Thomson Healthcare Products,2008)。说到互联网,许多生产药物的公司实际上都有网站,提供有关其药物的效果和副作用、如何发挥作用以及什么剂量是正常或最佳的信息。有些网站甚至完全致力于展示一种特定的药物。例如,有一个关于氟西汀(www. prozac. com)和类似药物的网站。这些网站可以成为药物信息的良好来源。但请记住,生产这些药物的公司希望人们购买这些药物。因此,即使这些网站上的信息往往是详细和准确的,最好还是要牢记这些公司旨在让人们买药物以获取经济利益。

《PDR 药物指南》是另一个药物信息来源。它是一本又大又重的书,为医生提供特定药物的信息,包括它们的作用、如何发挥作用、相应的副作用,以及支持使用药物治疗特定疾病或问题的证据。《PDR 药物指南》的技术性很强,如果你对药物不是很熟悉,可能会很难读懂,但它确实包含了药物的相关细节,你可以相信其中的信息是准确的。

审慎决定

在你收集了所有需要的信息后,重要的是要给自己一些时间,审慎地决定是否服药。你可能已经注意到,医生的工作往往非常迅速和高效。你可能和医生只谈了很短的时间,然后在还未真正考虑清楚服药是否适合之前就去了药房。因为你非常渴望得到帮助,所以你可能会接受别人提供的任何东西。对此,我们建议你尽可能多地问一些问题(如前所述),然后给自己一些时间来思考服药的利弊,再作出决定。

服用药物的利与弊

审慎决定最好的一个方法是列出服药的利与弊。在"利"的部分，写上服药后可能产生的所有正面因素。在"弊"的部分，写上所有可能与服药有关的负面因素。然后，你看一下自己的列表，再决定是否继续尝试这种药物。下面列举了服药的一些利与弊。

利	弊
· 我可能会在情绪上感觉好些。	· 必须要避免某些食物。
· 抑郁症可能会有所改善。	· 不喜欢它的副作用。
· 更容易停止自伤。	· 太贵，不在医保范围内。
· 可能不会感到那么焦虑。	· 没有足够的科学证据。

监测服药状况

主动参与治疗的另一种方式是监测服药状况。如果你正在接受药物治疗，你可能会与精神科医生或其他处方医生进行简短的会面以确定你的情况，以及是否有任何明显的副作用。问题是，这些会面可能每隔几周或几个月才进行一次。因此，对你来说，每天或每周监测自身的情况是非常有必要的。你可以对任何变化，如改善、困难或副作用等进行监测，更重要的是与医生分享这些情况，以便他或她在监测你的用药情况和决定剂量等方面有尽可能多的准确信息。

接下来，我们会提供一份症状监测表，你可以用它来监测使用某种药物的情况。这与我们在《边缘型人格障碍生存指南》(New Harbinger Publications, 2007)中提供的表格基本相同，略有修改。

症状监测日志

指导语：

本日志用于记录你的症状或体验，并向医生说明你的情况。你也可以用这份日志来记录当药物发生变化时，或者没有按规定服药时你的具体变化。你可以根据自己的具体症状或问题来修改这份日志。例如，可以考虑增加你特别想记录的情绪或行为的栏目。

请在每天结束时填写，这样脑海中的记忆仍然是清晰的。对于要求进行0—10评分的项目，请根据当天的最高程度或最强烈的体验进行评分。例如，如果问你自伤的冲动，请写上当天冲动程度最高时相符的数字（而不是平均值）。以下是评分标准：0＝无（无情绪困扰、自伤冲动等），10＝最大可能（强烈的情绪困扰、自伤冲动等）。

在"自伤"一栏中，请填写每天自伤的次数。

日期	情绪困扰	自伤冲动	自杀意图	自伤	按处方用药	副作用
	0—10	0—10	0—10	次数	是或否	0—10
星期一						
星期二						
星期三						
星期四						
星期五						
星期六						
星期日						

重要事项（写下关于自伤、副作用或其他情况的重要信息）：

小结

- 神经递质是你大脑中的化学物质，影响脑细胞(神经元)的活动。
- 药物可以改变神经递质的活动。
- 在试图弄清一种药物是否有帮助时，双盲、安慰剂对照试验的研究结果最可信。
- 最常用于治疗自伤的药物包括三环类和 SSRI 类抗抑郁药，以及抗精神病药物。
- SSRIs 对那些具有重复抠皮肤行为的人有好处。
- 抗精神病药物和三环类抗抑郁药物已经在非常特殊的病人(例如，有认知障碍或患有 BPD 的人)中进行了研究，大多数研究并没有显示这些药物确实有助于减少自伤行为。
- 纳曲酮在治疗自伤方面的研究结果不一，但对某些人可能有帮助。
- omega–3 脂肪酸可能会帮助你解决一些经常与自伤相伴随的问题(特别是情绪和情感问题)，但这种补充剂可能并不能帮助你处理自伤行为。
- 要想在治疗中发挥主动性，你应该寻找有关药物的信息，给自己时间考虑是否要服用某种药物，并与医生合作，监测药物对你的作用。

现在你对自伤的心理和药物治疗有了更多的了解，接下来我们将讨论本书的应对技能部分。在接下来的几章中，我们将教你一些技能，以帮助你：(1)获得停止自伤的动机(或者，对于那些已经有自伤动机的人，强化他们停止自伤的动机)并使你更有可能成功(第十章);(2)应对自伤的冲动(第十一章);(3)学会调节你的情绪(第十二章)。我们希望这三章中的实用建议能够帮助你在康复的道路上前进,并能摆脱自伤,重获自由。

第三部分

自伤的应对策略

第十章　主动停止自伤,增加成功机会

　　史蒂夫终于明白他为何挣扎了。长期以来,他无法理解自己为何故意伤害自己,有时还怀疑自己是否疯了。但是,在阅读和学习了更多关于自伤的知识之后,他终于觉得好像对自己的行为有了控制力。而且,几个星期以来,这种新的觉察和知识真的很有帮助。了解所面对的困境并掌握有关自伤的事实会使他感到更有能力处理自伤行为。他终于觉得自己或许能摆脱这种行为。问题是,每当心情不好的时候,他发现自己仍然像以前一样用自伤的方式去应对。他很快意识到,知识和理解只是康复的第一步。他想知道第二步是什么。

　　现在你可能已经了解了很多关于自伤的知识。我们已经提供了很多关于什么是自伤、为何会发生自伤,以及自伤目的的信息。我们还介绍了经常与自伤相伴随的各种精神问题,以及一些已经被发现可以帮助人们停止自伤的心理治疗和药物治疗。而且,正如之前提到的,了解你正在挣扎的问题是通往康复之路的第一步。在本章中,我们将帮助你迈出第二步,为你提供一些技能,使你可以主动停止自伤并增加成功的机会。

增强停止自伤动机的技能

　　你可能知道,停止自伤并不是很容易做到的事情。就在你认为已经

准备放弃自伤的时候，总有一些事情会让你退回到原先的状态。正如之前提到的，自伤有很多重要的作用，而且是一种非常快速和有力的可让你获得解脱的方式。任何在短期内如此有效的行为都很难让人放弃。这意味着，许多深陷自伤的人并不总是确定是否想要停止自伤。例如，你可能已经注意到，当想到自伤的所有坏处时，你会感到很有动力去停止自伤。但在其他时候，你可能会质疑自己是否要放弃这唯一能让自己感觉更好的方法。因为自伤在短期内效果很好，所以你可能很难保持动力去停止它。

好消息是，有一些技能可以帮助你摆脱这种困境，即增强停止自伤的动机。这并不意味着你永远不会再怀疑自己是否应该停止，或者怀疑是否应该允许自己"偶尔"这样做，或保留它作为一个"以防万一"的选择。然而，下文阐述的技能可以让你现在就有动力停止自伤，甚至在未来动摇的时候也能有所帮助。

识别自伤的利与弊

增强停止自伤动机的第一步是列出自伤的所有利与弊，包括短期的和长期的。停止自伤如此困难的原因之一是，人们具有对行为短期结果的记忆远远好过对长期结果记忆的倾向。实际上，大脑容易在时间相近的事件之间建立最紧密的联系。因此，你通常更有可能记住在自伤后即刻出现的解脱感，而不是记住更后面出现的羞耻感、失望感或自我厌恶感。

问题是，当涉及自伤这样的行为时，容易忘记的长期负面结果正是你需要记住的。如果你从不考虑长期的消极结果，而只关注短期的积极结果，那为什么还要放弃它呢？在这种情况下，你只会意识到它有多好用。因此，你需要找到一些方法，使自伤的消极结果与积极结果一样令人难忘。

要做到这点，一种方法是列出自伤的所有利与弊（你可以在莱恩汉博士的《治疗边缘型人格障碍的技能训练手册》中对这种技能有更多了解）。使用下表，尽可能多地写出相应的结果，确保表格中的四个方框内都填写了内容。有些人可能想知道，列出自伤的好处，如何能有助于增强停止自伤的动机。你或许会认为关注自伤的好处会使人更难停止它，因此可能想忽略表中的这些部分。请抵制这种诱惑！假装自伤在短期内没有积极结果对你没有帮助。它确实有，假装不存在是行不通的。

为了最好地利用这张表格，你需要确保所有填写的均为事实。只有这样，你才能作出明智的决定，即从长远看，它是否值得。如果不列出自伤在短期内产生的所有结果，你就不会相信这张列表。你可能会觉得，自己好像在通过试图欺骗自己来放弃自伤，这是行不通的。因此，确保自己写下能想到的所有结果——无论是积极的还是消极的。

自伤的结果		
	正面的	负面的
短期的		
长期的		

将此表复制一份，随身携带。然后，当你下次发现自己在考虑要将自伤作为一种应对方式时，就把这张表格拿出来，把注意力放在自伤所有的坏处上。每当你停止自伤的决心动摇时，就看看这张表格（特别是表格中右边的内容）。

在你提出尽可能多的结果后，仔细看这张表格。你注意到了什么？人们经常注意到的一件事是，长期的负面结果是短期正面结果的反映。自伤在短期内产生的任何积极结果通常会随着时间推移被逆转。例如，即使自伤可能在短期内让你感觉更好或烦躁更少，但从长远来看，它可能让你感觉更差。认识到这一点可以让你有动力停止自伤。事实上，下次发现自己在思考自伤的所有好处时，请拿出这张表格，关注自伤的所有坏处。特别注意表格的右下角，真正思考自伤从长远来看让问题变得更糟的所有情况。

当你使用这种策略时，还有两件重要的事情要牢记。第一，一定要想出重要的利与弊。要想出重要的好处可能不难，但可能很难想出重要的坏处。如果这样，请在每次想出一个坏处时，问问自己："这会让我更想停止自伤吗？"如果答案是肯定的，那么这是个很有用的坏处，把它写下来。想想使你真正讨厌自伤的事情——那些让你难以继续伤害自己的事情。你甚至可以在真正重要的缺点旁边画线或加星号。

第二，记住坏处列表。坐下来把它们真正记在脑海里，这样就可以在关键时刻轻松地想起来。当你难过时，你可能想到的好处多于坏处，因此你需要找到一种确保坏处也能轻易出现在脑海中的方法。其中一种方法（尤其是在你刚刚学习这些技能的时候，我们强烈建议）是把自伤利弊表格带在身边，每当有自伤冲动时就拿出来看看。

找出不自伤的理由

另一项技能与第一项技能很相似，就是尽可能多地想出不自伤的理由。其中一些理由来自前一张表格。例如，如果你发现从长远来看自伤实际上会让你感到更加悲伤或孤独，那么这就是你不自伤的好理由。或者，如果你对自伤留下的疤痕感到尴尬，这也可以是另一个不自伤的理由。

不过，我们之所以将此单独列为一项技能，是因为许多人可能会想出其他不自伤的理由，但没有将它们包括在前面的表格中。下面的列表包含了人们有时为不自伤而提出的一些理由。仔细查看这份列表，看看这些理由中是否有对你很重要的。

不自伤的理由

- 你可能会吓到亲友或让他们担心。
- 你可能会对自己造成比预期更严重的伤害。
- 你可能不得不去急诊室。
- 你可能会不小心杀了自己。
- 每一次自伤会使你下次更难抵制自伤冲动。
- 你可能在学校或工作中遇到了麻烦。
- 人们可能不赞成或对你有不好的看法。
- 自伤会变得失控。
- 从长远来看，自伤会让你更不喜欢自己。
- 自伤实际上会让你更不安，造成更多的情绪痛苦。
- 自伤会使你的"应对肌"萎缩。

然后，思考自己的个性化列表，并列出不自伤的理由。例如，想一想自伤会如何影响那些你关心的人。想象一下，如果你的父母、伴侣或朋友看到你手臂上的伤口或皮肤上的烧伤痕迹，他们会多么害怕或担心。想一想自伤的所有方式都可能会偏离轨道，并且伤害程度可能比你预期的更严重。再想一想刚刚完成的自伤利弊表格，以及所有让你感觉比以前更糟糕的自伤方式。

一旦完成了不自伤的理由列表，就多复印几份，把它们放在你能接触到的各个地方。口袋里揣一份，车里或学校的储物柜里放一份，房间的镜子上也挂一份。在任何你可能会产生自伤冲动的地方都放一份。当你真的很难过的时候，把事情想清楚是很难的，而要想出理由不做某种可以让你在当下得到解脱的行为（比如自伤）就更难了。因此，如果一直带着这份列表，你就不必靠自己在状态不佳时"临时"想到这些理由。而每当考虑自伤时，你只需拿出这份列表，仔细阅读，并把注意力集中在所有不自伤的重要理由上即可。

写下所有停止自伤的积极结果

　　这很像上一项技能，但这项技能不是专注于自伤的坏处，而是专注于不自伤的好处。看到区别了吗？思考所有停止自伤后的好处与思考所有伴随自伤的坏处一样重要。事实上，这项技能和上一项技能一起使用时效果更好。因此，一旦你列出了所有不自伤的理由，就再列出所有停止自伤的理由。你很快会发现，这两份列表相互平衡，能以不同的方式增强你的动机。

　　下面的清单包含了停止自伤的一些积极结果。看看你是否还能想到其他的。

停止自伤的好处

- 你不必担心如何隐藏你的手臂或身体其他部位上因自伤而留下的疤痕，在夏天也不需要穿长袖衬衫进行掩饰了。
- 你可能会为自己可以抵制自伤而自豪。
- 你对情绪的容忍度会提高。
- 你会在生活中有更多的时间和精力做重要的事情。
- 你可能在与他人交谈时变得更自信。
- 你不会再有新的疤痕！

（续）

> - 你不会因为自伤而最终进入急救室。
> - 你可以学习其他方法来解决问题和应对情绪。
>
> 　　这些只是停止自伤的部分好处。你可以尽可能多地想出其他的好处。一旦你有了一份完整的列表，就把它一直带在身边，每当你停止自伤的决心动摇时，就读一读它！

争取其他人的支持

　　正如之前提到的，停止自伤的决心可能会摇摆不定。因此，把其他人带入这个过程，并获得他们的支持，可能真的很有帮助。常言道："三个臭皮匠，顶个诸葛亮。"同理，有多个有动力的人也会比你单独面对要更好。如果有关心你的人支持你，那么他们的鼓励可以帮助你度过你自己动摇的时期。

　　事实上，人们相互激励以改变彼此行为的看法经常会在一些促进健康行为改变的策略中见到。例如，帮助人们更有规律锻炼的一种常用策略是找到一个健身伙伴，或一起锻炼的人。这种策略背后的逻辑是，当人们独自锻炼时，他们更有可能采用之前的模式并最终放弃。而当人们要对别人负责时，他们更有可能践行改变的承诺，同时在自己动摇时，可依靠其他人的力量和承诺来促使自己坚持。鼓励人们利用这类社会支持的临床医生和研究人员知道，特别是当改变涉及大量的艰苦工作和短期的一些不适时，保持持续和坚定的动机是多么困难。

　　那么，这对你停止自伤的动机有什么帮助？有他人支持会有助于你保持停止自伤的动力，原因有二。第一个原因是，当有他人知道这件事时，你更有可能会坚持到底。虽然对别人负责有时只会使你更难摆脱一些东西，但当你试图做出积极改变并停止自伤时，这可能是一件好事。

第二个原因是，当你的动力减弱时，你可以依靠他们的动力。而且，由于看到自己关心的人实施自伤行为是很痛苦的，你的亲人可能会非常积极地帮助你停止自伤。事实上，他们帮助你的动机可能不会有太大的动摇。因为与你不同，你的自伤行为对亲人来说并没有什么积极的短期结果，所以没有什么会妨碍他们帮助你的动机。而且，这意味着在你停止自伤的战斗中，你的亲人可以成为强大的盟友。

因此，如果你有一段特别艰难的日子，并且正在考虑伤害自己，请某个支持你的人帮助你想出不自伤的理由。依靠那个人的力量和动力，使你度过困难时期。或者，请他/她做你的"啦啦队长"，在你情绪低落或动摇时给你鼓励。你甚至可以请你支持系统中的成员帮助你完成本章中的自伤利弊表格。别人有时对自伤的坏处有很独到的看法，采取一些你从未想过的视角看待自伤。

下面列出了一些在你决定停止自伤的过程中获得他人支持的方式。

获得他人支持的方式

- 告诉你的亲友，你想停止自伤；向你信任的人勇敢地表达想法。
- 与你的支持系统成员分享你的利弊表格。
- 请支持你的人帮助你整理出一份不自伤理由的列表。
- 与他人分享不自伤理由的列表并给每一位支持者一份副本，让他们为你保存。
- 当你动摇时，请那些支持你的人做你的"啦啦队长"。
- 告诉支持你的人哪些事情会使你有自伤风险，以便他们也能注意到这些风险。"三个臭皮匠，顶个诸葛亮。"
- 让你的支持系统成员知道，当你有自伤风险时的最佳应对方式是什么。告诉他们什么对你有效，什么对你无效。

（续）

- 要求支持人员每隔一段时间就对你进行检查,看看你的情况如何,以免你因感到沮丧而不寻求支持。
- 与你的支持人员合作确定康复过程中的每个里程碑。然后,每当你达到其中一个里程碑时,花些时间与他/她一起庆祝。停止自伤并不是一件容易的事,一路上的鼓励可以成为继续前进的动力。

今天就试试其中的一些方法吧,看看是否有效! 或者,请支持你的人在这个过程中利用他们的力量帮助你想出其他方法。知道自己并不孤单本身就可以帮助你找到勇气去停止自伤。

运用引导性想象增强停止自伤的动机

当考虑停止像自伤这样的行为时,人们很容易会把注意力放在停止后的所有坏处上。你可能会担心,如果不自伤,你将如何应对情绪,或者可能会质疑自己抵制冲动的能力。这其实是很正常的,但它也让你很难有动力去停止自伤。因此,你可能需要一些特殊的策略,把不自伤和生活会有多大的改善真正联系起来。很多人提出,引导性想象,或利用想象的力量,是做到这一点的最佳方法之一。

其中一种方法是想象没有自伤的生活。

1. 首先进入放松的状态。找一个没有干扰的安静的房间。坐在一张舒适的椅子上,闭上眼睛,注意自己的呼吸。注意空气进入和离开你的身体时的感觉。试着放慢并加深你的呼吸,当吸气时慢慢地数到五,当呼气时再数一次(你会在第十二章中看到更详细的深呼吸描述)。这样做几分钟,直到你开始感到更加放松。
2. 想象现在是一年后的某个时刻。尽量在脑海中浮现出一个生动的形象。你穿的是什么？住在哪里？外面的天气怎样？你是否换了个新发型？你在做什么样的工作？你的朋友是谁？尽可能多地问自己问题，创造一幅一年后的生活图景。尽量把你的感觉带进去，使画面尽可能真实。你看到了什么？听到了什么？闻到了什么？请在脑海中描绘出一幅细致的画面。

3. 接下来，提醒自己，你正在过着没有自伤的生活。这对你的生活意味着什么？想想你在本章前面完成的利弊表格。想象一下，如果没有这些长期的负面结果，你的生活会是什么样子。想象自己在没有自伤的情况下处理危机。注意你的感觉。你可能会为自己不靠自伤而渡过难关感到满意和自豪。想象一下，没有自伤带来的羞耻感或内疚感是什么感觉。想象一下，参加聚会或约会时，不必担心如何隐藏自己的疤痕或衣服上的血迹是什么感觉。

4. 在你想象了一段时间后，将你的注意力转移到你的感觉上。当你想象没有自伤的未来时，你的感觉如何？带着希望吗，还是兴奋、骄傲？如果你对不再自伤感到有点难过，也很正常。你只要关注存在的任何感觉即可。

　　想象没有自伤的未来，是一个觉察其积极部分的好方法。它还有助于把未来带入当下，让你看到没有自伤的生活可能是什么样子的。只要你想增强停止自伤的动机，就可以做这个练习。

　　使用引导性想象增强动机的另一种方法是，重新回到作出停止自伤决定的那一刻。既可以在有时间坐下来真正专注于此时此刻的时候（就像我们之前描述的那样）使用这一策略，也可以在停止自伤的动机动摇的时候。

164

回想你决定努力摆脱自伤时的地方。闭上眼睛，想象你又回到了那里。想象当时的所有景象、声音、气味和感觉。真正沉浸在那个时刻，记住当时的想法和感受。也许你已经厌倦了自伤带来的所有麻烦。也许你已"跌到了谷底"，对自己的伤害超过了预期，或者是你身边的一些人发现了你的自伤行为，并且非常生气。也许你只是在某个时刻下了决心，告诉自己："就这样吧！以后再也不这样了！"无论你的经历是什么，通过想象把它带到你的脑海中，帮助你获得当年作决定时的那种动力。

增加成功停止自伤的机会

现在你已经学会了一些增强停止自伤动机的技能，我们还想教你一些方法，让你更有可能成功。即使你真的有停止自伤的动机，要真正做到这一点也是比较难的。但是，你仍可以做些事情，以增加成功的机会。

让自己更难冲动地伤害自己

谈到停止自伤，你需要记住的一件事是，你的动机可能会时强时弱。并不是说只要决定停止，就马上可以大功告成了。相反，即使在了解了所有不自伤的理由之后，你可能仍然会有自伤冲动过强的时候。例如，大多数人发现，当他们真的感到不安时，停止自伤的动机会变得更弱。在那些时刻，你可能非常执着于使自己感觉更好，结果会更想自伤。而且在这种时候，你可能会有冲动或突然实施自伤行为的风险。好消息是，你可以做一些事情，让自己更难冲动地实施自伤行为。

摆脱用来自伤的物品

让你更难冲动地伤害自己的一种方法是扔掉通常用来自伤的东西。扔掉打火机、蜡烛、剃须刀片，或其他任何你过去用来自伤的东西。仔细检查卧室、浴室、汽车、办公室、储物柜，以及任何过去存放这些物品的地方，确保将它们扔掉。

当然，你不可能扔掉所有可以用来自伤的东西。例如，这些物品中有些可能属于你家里的其他人，或者可能是你日常生活中需要的东西。在这些情况下，最好的策略是采取措施，确保这些物品很难被拿到或被马上找到。例如，你可以把这些物品锁在一个箱子或文件柜里，并把钥匙放在一个难以找到或难以马上拿到的地方。你还可以采用的一个策略是把钥匙冻在冰块中，这样你就必须等待一段时间，让冰块融化，才能拿到钥匙。或者，你可以把物品交给朋友、家人或伙伴保管（并告诉这个人不要把物品交给你，除非你提前预约）。或者，你可以要求你的家人或室友把他们的物品锁起来或藏起来，以便你找不到它们。

即使你采取了所有这些步骤，也可能无法限制自己接触所有用来自伤的东西。这也没关系。这项技能的目标并不是让你不可能自伤。那是不现实的。相反，它的目标是让你在一时冲动的情况下更难实施自伤行为。人们经常发现，如果他们能够暂时抵制自伤的冲动，这些冲动就会减弱，他们就可以专注于不自伤的理由和自伤带来的坏处。所以，这项技能最重要的目的是让你更难接触到通常用来伤害自己的物品，让你更难冲动地实施自伤行为。记住，哪怕是几分钟的延迟，都能帮助你避免自伤，同时能给你足够的时间来使用本书介绍的其他技能。

改变环境

给自己一些时间思考你真正想要的东西，关注自伤的坏处，并使用书中的其他一些技能。对此，另一种方法是改变环境。事实上，你会惊奇地发现，只要离开当前环境去另一个地方，结果就会有很大的不同。因此，如果你在家里想自伤（而且不是在半夜），你可以做的一件事是离开家去别的地方，最好是周围有其他人的地方（例如，餐馆、咖啡馆、商场、图书馆、大学等），让自伤的实施变得更难。另外，如果是在深夜或不能离开家，那么更换房间或去房子里的其他地方可能会有帮助。例如，如果你在卧室里，就去客厅或房子里的一个公共区域，那里可能会使你更难自伤。

请记住：如果你决定改变环境，就要做得充分。只有当真正注意所处的新环境，并充分觉察周围所有的景象、声音和气味时，这种技能才会起作用。如果你离开了原先的环境，但仍然总在脑中想着它，那么就没有真正改变环境，不是吗？是的，因为你仍然在脑中为它而纠结！对此，确保把注意力集中在场景的改变上，并觉察你的感觉。

告诉亲友你的需要和如何回应

另一种增加停止自伤成功机会的方法是让亲友知道你需要他们的帮助。重要的是要记住，大多数人都不知道如何对自伤者作出有效的反应。事实上，你可能已经注意到，当你自伤时，你的亲友会有各种不同的反应，从热情和关心到恐惧、震惊、厌恶或愤怒。当你的亲友对你感到不安，或似乎不知道如何做或如何说任何对你有帮助的事情时，切记这是正常的！这并不意味着他们不关心你或不想帮你；只是大多数人并不了解关于如何支持自伤者的建议或指导。因此，这意味着可能要由你来告诉他们你想要什么和需要什么，以及如果你想要帮助，他们应该如何作出最佳回应。

尽管你到底想要什么和需要什么取决于你是谁，以及什么对你最有效，但我们仍然有一些关于你可能想与亲友分享的事情的建议。接下来将介绍一些你可能主要想表达的想法。当然，如果你决定与亲友分享这些内容,请确保用自己的语言来表达! 这里的描述只是为了让你了解你可能想说的内容。

- "当我告诉你我想自伤时,请尽量不要表现得很震惊或沮丧。尽量保持冷静,试着理解我的想法,并帮助我找到其他方法来应对我的问题。即使我很不开心,我还是会尽力听你说。"
- "虽然我希望你能善待和支持我(我感谢你的关心!),但重要的是,在我自伤后,请不要给我比平时更多的关注或爱。我知道你这样做是出于关心,但是你在我自伤后给的关注和支持越多,我就越难停止(因为这会让我觉得自伤是在我需要时获得你支持的好方法)。所以,在我自伤后,既不要对我刻薄或忽视,也不要给我过多的关注或善意。"
- "如果我告诉你我有自伤行为,不要表现得很震惊或沮丧。尽量保持冷静,并帮助我弄清楚是否需要医疗护理。你能做的最有帮助的事情是给予我支持。之后,等风暴过去,帮助我想想如何避免自伤再次发生(这可能包括给我的治疗师打电话,使用应对技能,或任何其他事情)。"
- "请不要责怪我,或者告诉我你认为我生病了,或精神有问题。我可能需要帮助,但是很多人会自伤,并不是因为他们有病或精神有问题。而是因为自伤像酒精一样,可以满足我的一些需要(比如,在情绪上感觉更好)。我只是要找到其他方式来满足这些需要。"

小结

停止自伤从来不是件容易的事情。然而,尽管质疑自己是否应放弃自伤是很自然的事情(而且在整个康复过程中,你可能会发现自己常有这样的疑问),但本章中的技能将在很大程度上帮助你获得并保持停止自伤的动力,使你的努力更能获得成效。以下是本章所讨论的技能的总结。

- 比较自伤的利弊。确保要包括自伤的长期和短期结果。列出所有结果后,请把注意力集中在自伤的坏处上。
- 列出不自伤的理由,试着提出尽可能多的理由。然后列出停止自伤的所有积极结果!完成后复印几份放在你的卧室、浴室、汽车里和其他地方。
- 在康复的路上争取其他人的帮助。依靠他们的帮助获得停止自伤的动力,并在心情不好的时候使自己保持动力。
- 练习想象没有自伤的生活。也可以试着想象决定停止自伤的那一刻。
- 扔掉任何你通常用来伤害自己的东西,或者做一些事情让你更难在一时冲动的情况下拿到这些物品。确保检查一下你的房子、汽车、工作地和学校。
- 改变环境。如果你想自伤,就出去做别的事情,或者去另一个房间坐坐。把注意力全部集中在新环境和场景的变化上。
- 让亲友知道,在停止自伤的努力过程中,你需要他们提供什么帮助,以及如果你向他们求助,他们的最佳回应是什么。

现在你已经有了停止自伤的动力(或者知道可以采取哪些步骤来获得更多的动力),接下来就是学习如何应对自伤冲动。下一章将教你一些阻止这些冲动的技能,使你在康复之路上继续前进。

第十一章　应对自伤冲动

梅丽亚下班回家时感觉不错,甚至很高兴。当天她和一些朋友一起吃了午饭,也完成了一些原先一直逃避的工作。然而,当她走进厨房开始做晚饭时,产生了一种强大的自伤冲动。这种突然而强烈的冲动让她不知所措。更糟糕的是,她不知道这种冲动是怎么来的。她今天过得不错,过去的几天甚至都没想过要自伤。然而,当她站在厨房里,这种冲动感觉起来就像是深入手臂和脚踝(她通常自伤的地方)的疼痛。她觉得自己被拉向了菜刀,于是她抓着厨房的台子想:"我到底是怎么了?"

在本章中,我们将介绍一些有用的技能来控制自伤的冲动。自伤的冲动会让戒除变得非常困难。这些冲动就像闪烁的信号,让你觉得在康复的道路上有个出口(至少是暂时的)可以下。如果你有自伤行为,你可能已经发现,应对自伤冲动是一个重大挑战。正因为如此,我们认为学习一些技能是有帮助的,这些技能可以帮助你应对甚至减少自伤冲动。必须说,如果你有治疗师或其他专业人士的指导,本书中教授的任何技能可能会有很大帮助。但是,即使没有治疗师,这些技能也是相当直接有效和相对容易使用的。这些技能还可以用来抵制其他可能并不健康的行为冲动,例如使用酒精的冲动。我们希望,在阅读本章并实践其中一些新的策略后,你能够更容易引导自己远离自伤。

什么是冲动？

正如我们所提到的，对于自伤者来说，强烈的冲动是一种非常普遍的体验。冲动只是一种想要做某件事的欲望或渴望。我们治疗的许多人都曾说，他们有难以忍受的自伤冲动。可能你也有过这种冲动。

冲动可以有多种形式和程度。有时，冲动的感觉就像一种燃烧的感觉。我们的一位来访者把她的冲动描述为手臂上的烧灼感，那是她通常自伤的地方。其他人描述的冲动是肌肉的紧绷感，或者在通常自伤的地方有一种凹陷感，或者在脑中有种"呐喊"的感觉或紧绷的感觉。当你感觉到冲动时，你可能会感到紧张、烦躁或发热，或者心怦怦跳。有时冲动是温和的，而在其他时候，它们可能会很强烈，使你陷入困境，感觉无法控制。还有些冲动会慢慢累积，逐渐变得越来越强烈，并持续很长一段时间。

基于多种原因，冲动可能非常令人不安。我们的一些来访者告诉我们，冲动让他们觉得自己不正常，要发疯，失去控制，无法应对。你要知道，其实冲动是完全正常的。它并不意味着要发疯或失去控制。它只是在让身体告诉你："我想让你伤害自己！"

有些人发现，记录何时出现最强烈的冲动是有益的。如果你对冲动情况进行记录，你也许可以慢慢弄清楚什么东西会触发它们。例如，一位女性来访者的冲动似乎在每天下午 3 点或 4 点左右达到高峰。在那段时间里，她最难避免自伤，而且大多数时候，她会在下午 2 点到 5 点之间伤害自己。发现这一点之后，我们认为她似乎在许多人感到"冷清的下午"时最容易实施自伤行为，那段时间也是人们情绪和能量水平很低的时段。因此，她选择去健身房，并安排在每天下午 3 点到 4 点半的时间段里进行锻炼。这不仅帮助她度过了一天中的困难时期,而且还帮助她提高了能量和身体素质。可使用下面的图表来记录你何时出现自伤的冲动。

监测自伤冲动

你的冲动是什么样的? 在下面写下你冲动时通常是什么感觉,这样就可以在它们发生时识别它们。例如,你可以写:"手臂有刺痛感;颤抖的感觉;疼痛的感觉。"

_____

_____

_____

监测你的冲动。接下来,在下面的图表中,写下代表你每天每个时段最强烈冲动的数字。使用 0—10 量表,其中 0 表示完全没有冲动,10 表示最强烈的冲动,其他数字介于两者之间(例如,5 表示冲动大约为最强烈冲动的一半)。请根据自己的睡眠时间自由地调整这个图表(我们意识到很多人晚上10 点多还没睡,或者早上 8 点不到就醒了!)。

日期	8:00—10:00	10:00—中午	中午—14:00	14:00—16:00	16:00—18:00	18:00—20:00	20:00—22:00
星期一							
星期二							
星期三							

（续）

日期	8：00—10：00	10：00—中午	中午—14：00	14：00—16：00	16：00—18：00	18：00—20：00	20：00—22：00
星期四							
星期五							
星期六							
星期日							

评论：在这一部分，写下你在冲动最强烈的时候做了什么。依据上面的表格，你是否能找出某种模式。你甚至可以根据表格信息制作出一幅图（见下面的例子），以帮助你找出模式。例如，你是否在一天中的某些时候有最强烈的冲动？在这些时候你在做什么？有什么感觉？基于此，在有最强烈冲动的时候，安排时间使用本章描述的技能。

_____

_____

_____

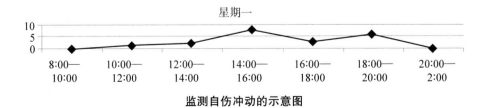

监测自伤冲动的示意图

人为什么有自伤的冲动？

如果你深陷于自伤，那么很可能也曾问自己为什么会有这样的冲动。事实上，冲动不仅令人讨厌，而且也使你很难停止。下面我们将解释为什么人会有这些冲动。

自伤导致体内发生化学变化

我们认为人们产生冲动有几个原因。一个原因是，自伤很像酗酒。当人们过度饮酒时，酒精改变了大脑和身体的化学活动。随着时间的推移，大脑和身体开始习惯于这种物质，一旦没有这种物质就变得非常不舒服。

对于一个嗜酒者而言，只要想到要喝酒，或者看到一瓶啤酒或一个酒吧，就可能引起非常强烈的饮酒冲动。一些研究表明，这是因为他们的身体为饮酒作好了准备。这很像对巧克力的渴求。如果你喜欢巧克力，那么面对一大块黑巧克力蛋糕时，你的身体就会通过分泌唾液为巧克力作好准备，这会让你更容易去吃那块蛋糕。也就是说，你的身体好像要通过自伤帮你一个忙。然而，与对巧克力的渴求不同的是，这并不是你需要的帮忙。

具体而言，过程是这样的：假设你有嗜酒问题，然后你走进了一家酒吧。当你意识到是在一个通常可饮酒的地方，大脑就开始为饮酒作好了"准备"。实际发生的情况是，你的大脑会让身体作出与喝酒时相反的反应。因此，如果每当喝酒时你的身体会放松下来，心率和体温下降，感到平静，那么你的身体就会有相反的反应来为喝酒作好准备。也就是说，你的心率和体温会上升，并且开始感到紧张。因为让身体恢复"正常"的一种方法是喝酒,所以你就会变得更难抵制酒精。

自伤也会发生非常类似的情况。如果你处在通常会自伤的环境中,那么大脑可能会开始使身体"准备"好让你伤害自己。而且,正如第三章提到的,有证据表明,自伤就像酒精一样会在大脑中触发化学物质(天然阿片类物质,其作用很像吗啡等药物)的释放,使你感到平静,也许还会有一点兴奋。因此,就像刚才提到的酒精的例子一样,如果大脑被提醒要进行自伤,它可能会让身体开始产生与自伤相反的感觉:激动、紧张和渴求自伤。这或许是因为你的大脑和身体正在为自伤时发生的化学物质释放作准备。

自伤只是使人在当下感觉良好

人们有自伤冲动的另一个原因是,自伤有时可能会带来一种相当愉快的体验。正如我们之前讨论的,许多人说他们在自伤时感到很愉悦。这可能是轻微的欣快、兴奋、振奋,或平静的感觉。也许很像吃巧克力。喜欢巧克力的人经常渴望吃巧克力,可能是因为巧克力的味道很好,给我们带来一种温和、愉悦的"快感"。如果自伤有这种作用,那么你有时感受到这样的冲动就不奇怪了。

自伤可以带走消极的感觉

自伤也能快速减少不愉快或不想要的情绪。因此,它不仅可以带来快乐,像吃巧克力一样,也可以摆脱痛苦。如果你有很多情绪上的痛苦,你可能会想要做些事情来逃避或减少这种痛苦。而且,如果你已经知道自伤是有效的,那么,你当然会想伤害自己。更重要的是,因为自伤在当下确实可以达到即时和充分的效果,所以自伤的愿望会以强烈冲动的形式出现也是可理解的。

重要的是，有自伤冲动是正常的。它并不意味着你"有病""有缺陷""病态""怪异"或有其他什么问题。尽管可能有些让人不舒服，但它只是处理自伤的一个正常部分。如果一开始没有自伤，你可能就永远不会体验到这些冲动。但是，一旦你开始自伤，而且大脑和身体已经习惯于此，冲动就会随之而来。这就是自伤如此让人上瘾和难以克服的原因之一。但是，我们已经看到许多人学会了如何应对这些冲动，并最终克服了自伤。本章的其余部分将教给你一些技能，帮助你做到这一点。

处理冲动的技能

当前，通常有几种应对冲动的方法。你可能会发现，其中一些技能可以帮助你减轻或摆脱冲动，而其他的只是让你更容易应对这些冲动而不真正伤害自己。我们接下来讨论的许多技能直接来自玛莎·莱恩汉博士的辩证行为疗法。如果你认为这些技能有帮助，有兴趣的话可以看看莱恩汉博士的《治疗边缘型人格障碍的技能训练手册》(The Guilford Press, 1993)。

接纳冲动

冲动可能令人非常不舒服且难以处理。你可能痛恨你的冲动，不断挣扎想摆脱它们，对自己感到生气，或希望自己没有冲动。正如你可能已经注意到的，你越是痛恨、生气或与冲动斗争，你就越烦乱。而且，你越是烦乱，你就越可能伤害自己。越是拒绝接纳有冲动的事实，处理它们就变得越困难。我们都见过深陷其中的来访者。

贝蒂痛恨她有自伤冲动这件事。有时，这些冲动会在不恰当的时候出其不意地袭击她,例如,在她开车或准备为客人准备食物时。还有,在她感到悲伤、羞愧或生自己的气时,也会体验到强烈的冲动。每当她感到有冲动的时候,她就会想:"哦,不!为什么我一直有这种冲动?我有什么问题吗?为什么我就不能正常一点呢?"问题是,这种类型的思考只会让她越来越难过,让她的冲动也更加严重。她尝试了所有能想到的方法来摆脱冲动,但似乎没有什么效果。事实上,她越是与冲动斗争,冲动就变得越强烈和频繁。

如果你不能对抗冲动或"将"它们赶走,那么你能做什么?第一步就是简单地接纳你有冲动的事实。想象一下,你讨厌下雨,但住在一个风景优美却多雨的地方。如果你拒绝接纳经常下雨的事实,你会怎么做?你可能会埋怨下雨,抱怨下雨,假装没有下雨,或者拒绝穿外套或使用雨伞。问题是,如果你这样做,结果就只能是全身湿透,并对下雨更加不满。正如接纳下雨的事实是应对下雨的第一步(例如,买一件好的雨衣或搬到其他地方)一样,接纳你有自伤冲动的事实是应对冲动的第一步。

那么如何"努力"接纳你的自伤冲动呢?首先,注意我们说的是"努力"接纳你的冲动,因为接纳从来不是一劳永逸的事情。并不是一旦你说"我接纳这个",然后就能神奇地不再深陷其中了。这就像成为一名专业钢琴演奏家需要多年的练习一样,接纳也需要大量的练习。好消息是,它会变得越来越容易,而且当每次接纳了冲动后,你可能会觉得自己在未来能够更好地应对它们。请参考我们给出的建议〔其中一些建议来自莱恩汉(Linehan, 1993b)〕,以帮助你积极练习接纳你的冲动。

学习如何接纳自伤冲动

下面列出了不同的方法,可以帮助你练习接纳自伤的冲动。当你刚开始使用这些策略时,持续记录接纳冲动后的影响可能是有益的。

做到这一点,首先要给你的冲动进行评分,从 0(完全没有冲动)到 10(目前最强烈的冲动),并将评分放在冲动一栏中。接着,在"接纳前"一栏中对你接纳的程度进行评分,从 0(拒绝接纳)到 10(完全接纳)。然后,在你使用每个策略后,想想你对冲动的接纳程度,并在"接纳后"一栏中再次评定你的接纳程度。在你练习了几次之后,你可能会注意到有些策略比其他策略对你更有效,因为它们可促使你的接纳程度有更大的提升。

接纳的策略	冲动 0—10	接纳前 0—10	接纳后 0—10
用平和的声音,或在脑海中一遍又一遍地对自己说:我有自伤的冲动。			
通过完成句子来描述这种冲动:这种冲动的感觉就像_____。			
不断对自己说:我接纳我有自伤冲动的事实。			
对自己说:我有冲动是正常的。这对自伤者来说是非常正常的。			
对自己说:这只是我的身体在做它的事情,让我觉得要去伤害自己。			
对自己说:这些冲动会过去。我不需要对它们采取行动。			

注意转移

有时,处理自伤冲动的最好方法是将注意力转移到别的事物上。你可以想象注意力如同一盏探照灯,而你是一个灯塔,能把这个探照灯照到你想照的地方。比如,在大海上的一艘船,上面写满了"伤害自己"。注意转移就像把探照灯移到其他船上或海洋的其他地方一样。这基本上就是注意转移的意义——把注意力转移到别的事物上(Linehan, 1993b)。

本书的一位作者曾接受过多年的武术训练,在武术训练中,有时你必须长时间保持一个令人痛苦的姿势。例如,你可能要做一些像站桩一样的动作,持续十分钟。当想要站起来(或倒下和瘫倒在地)的冲动变得难以承受时,教练可能会说:"假装你没有腿,专注于其他事情。看看天花板,注意你的手臂,或者从 200 开始倒数。"注意转移至少能在一小段时间里让你的思维远离痛苦的冲动。

其实你并不希望一直转移自己的注意力。如果你一直转移自己的注意力,可能就永远也学不到更有效的方法来停止自伤,比如处理导致冲动的情绪或压力事件。但是转移注意力总比自伤要好得多。因此,接下来我们将描述一些有助于转移注意力的具体方法,使你远离自伤的冲动。这些技能与本章及后面两章中谈到的其他技能一起,可以帮助你开始从自伤中恢复过来。这些技能中有许多直接源于莱恩汉博士的 DBT 相关工作(Linehan, 1993b)。

让头脑忙起来

注意转移的最好方法之一是让头脑忙碌起来,把它"填满",以便没有多少空间可留给冲动。让头脑忙碌起来,最好去关注那些真正吸引你注意力的事情,或者迫使自己努力思考或弄清楚一些事情。这里的想法就是把自伤冲动挤走。下面有些具体建议可供参考。

让头脑运转起来。 倒着数数，从 119 开始，不断地倒数 7，直到你数到 0。做填字游戏，或拼困难的拼图，或解一些数学问题。与朋友或家人一起玩文字游戏，或在电脑上玩。计算收支平衡。玩真正需要你思考的、刺激的电脑游戏。尝试解决某个复杂的问题。数天花板上的洞。数房间里有多少块地板。数时钟上秒针移动的次数。试着想出以每个字母开头的动物或城市的名字。

想一想其他事情。 想象你在最喜欢的旅游景点（例如，在夏威夷或加勒比海的海滩上）游玩。真正投入到一段幻想（前提是该幻想不涉及自伤）中。想象一下，你正成功地处理了你的问题。想象你在一个非常宁静的地方，比如在一个干燥、温暖的日子里，坐在草地上，旁边是一条缓缓流淌的小河。想象一下在这个场景中的所有景象、声音、气味、味道和触觉。想象一下你非常喜欢的人。想象一下与喜欢的某个名人约会的场景。

> 每当约翰感到有自伤的冲动时，他就会让自己的大脑忙于思考做别的事情。约翰是数独的忠实粉丝。所以每当他想自伤的时候，他就会拿出一道数独谜题，开始做起来。他会选择能解决的最难谜题，并最终完成。他会一直做下去，直到觉得自己更有能力去应对冲动而不伤害自己。

制造强烈的感觉

如果你想转移自己对强烈冲动的注意力，那么体验一种真正吸引你注意力的强烈感觉会很有用。创造一种强烈的感觉可以给你一个冲击，把你的注意力从冲动中拉出来。当你使用这项技能时，考虑激活你的五种感官。

味觉。吮吸味道强烈的糖果或薄荷。一个好的选择是强烈的肉桂或姜糖,或酸的柠檬糖。有些人认为另一个选择是吃盐醋土豆片,把一片土豆片放在舌头的边缘,就在那里放一会儿。如果你能接受辛辣食物(或者即使你不能),可以咬一个生的墨西哥辣椒。

触觉。关注那些有明显纹理或温度的东西。用冷水或非常温暖的水冲过你的手。握住一块冰直到它融化。用冰块抵住你的脖子或额头。把一堆冰块放在塑料袋里,抓着它们直到你不能再忍受。用冰块抵住身体上让你感到最强烈冲动的地方。站在水速很高、水温很热的淋浴器下冲刷自己。洗一个热水澡或冷水澡,洗澡时将温度在热和冷之间来回转换。在一个非常寒冷的日子里,穿着轻薄的衣服在外面跑步。抓住你的椅子,尽量握紧,感受你的手和手臂的紧张程度。触摸你周围的各种物体,如钥匙、拉链或装饰品,注意手指触摸这些物体纹理时的感觉。用力踩地板,注意你有什么感觉,注意腿上的张力和地板对脚底的压力。

嗅觉:使用这种技能时要寻找非常强烈的气味。把洋葱切成片闻它的气味。到香料架前闻不同的香料。在纸上喷上大量的香水或古龙水,然后闻它。燃一炷香。泡一壶新咖啡,闻它的香气。

听觉。听大声的音乐。选择能将你从当前状态中拉出来的音乐。例如,如果你感到悲伤或情绪低落,就听响亮而有活力的音乐;如果你感到焦虑、紧张或愤怒,就听柔和、舒缓的音乐。吹喇叭或按蜂鸣器。吹口哨。

视觉。将你的注意力集中在一个真正吸引人的图像上。可以是自然界中美丽的东西(如绚丽的夕阳或美丽的花朵),也可以是所爱的人的照片,最喜欢的绘画,或者是一首鼓舞人心的诗或一句真正对你有意义的话。把注意力集中在图像的每个方面。

强烈的感觉对贝蒂非常有效。当她感到有自伤的冲动时,她发现刺激触觉的效果最好。她会用手握住一块冰;洗一个舒缓的温水澡;捏一个压力球,或者捏一把黏土或腻子。通常,她在做这些活动时,她的冲动会明显下降(在 0 到 10 的范围内从 9 降到 5)。

行动起来

另一个转移冲动注意的方法就是动起来。让自己动起来后,冲动或自伤的想法的空间就会变小。跑步、工作或做一些其他有吸引力的活动,将使冲动更难打败你。动起来会让你关注别的事情。

完成一些事情。 做一些你必须完成的事情(例如,打扫房子、洗碗、买菜、帮助别人做事、收拾庭院或洗衣服),并完全投入其中。当你做家务时,确保你把所有的注意力都集中在其中,只注意家务本身而非其他,让自己沉浸其中。

做一些喜欢的事情,让自己忙碌起来。 例如,你可以进行艺术和手工艺创作(即使你不是那种喜欢艺术和手工艺创作的人)。请记住,这并不意味着你要画一幅与莫奈一样了不起的画。它可以很简单,就像在绘本上涂色、画素描,或做拼贴画一样。如果你喜欢武术或其他种类的体育活动,就去做吧。出去走走,去你最喜欢的餐厅或咖啡馆,花时间与你真正喜欢的人在一起(或打电话、使用即时通信工具、发电子邮件)。

观看对你有吸引力的电视节目或电影。 考虑选择一些与你所感受到的情绪相反的电视节目或电影。例如,如果你感到悲伤或具有其他让你感到精力不济或动力不足的情绪,就去看一部令人兴奋(如悬疑电影)或有趣的电视节目或电影。另一方面,如果你感到愤怒、烦躁、紧张或有压力,那么看一些可能更舒缓的影片,如大自然特辑或芭蕾舞。

　　走出门去做一些事情。改变你的环境。如果你在家里,那么离开你的房子,到外面去,去商场,或者只是简单地散散步。去看一场电影,叫上你的朋友一起出去,让你的注意力暂时离开你的问题。去当地的集市。坐过山车。去滑雪,或做其他能让你感到刺激的事情。

　　瑞克很好地运用了这种技能。当他有强烈的冲动时,他会立即离开当前的环境。如果在自己的公寓里,他会迅速离开(在他能说服自己之前),去一个公共场所,如商场、咖啡馆、餐馆或健身房。当他处于这些公共场所时,他会感到安全,不会伤害自己,并可以通过观察周围的人、吃点心或锻炼(如果他在健身房里)来分散自己的注意力。

练习正念和"冲动冲浪"

　　处理冲动的另一种方法是对冲动保持警惕。正念就是简单地注意当下正在发生的事情。当你在练习正念时,你要把你的全部注意力放在当下的经历上,不管这些经历是什么。你可能还记得第八章中提到的,正念是一些自伤疗法的重要组成部分,特别是 DBT(Linehan, 1993a, 1993b)。

　　保持正念的一种方法就是简单地观察,或注意当下的感觉。如果这些感觉涉及冲动,那么这个技能就是观察这些冲动。

　　当你感到有自伤的冲动时,保持正念可能听起来是你最不想做的事情,对吗? 自伤的冲动可能是让人感到非常不舒服的,甚至是可怕的,那为什么要关注它们呢? 有些人认为,观察冲动实际上会消除它们的一些影响,并可以让它们比你对抗它们时更快地消失。事实上,一些针对酒精的治疗正是基于这一理念(以正念为基础的复发预防;Witkiewitz,

Marlatt 和 Walker,2005),并且包括教人们观察自己的冲动。由于这些治疗方法的效果很好,我们相信它们也可以帮助你解决自伤问题。基于正念,艾伦·马拉特博士(Alan Marlatt,华盛顿大学的心理学教授)开发了一项技能,被称为"冲动冲浪"(urge surfing),下面教你如何操作。

冲动冲浪:应对冲动的正念技术

找一个安静的地方,在那里你会相对不受环境干扰,也不会被任何人打扰。以一个舒适的姿势坐下。写下你的冲动有多强烈,从 0(完全没有冲动)到 10(有过的最强烈的冲动)。然后,写下你觉得自己能承受冲动的程度,从 0(不能再忍受一秒钟)到 10(如果有必要,可以连续承受十个小时)。

想象一下,你身处温暖的热带海洋,正站在一个冲浪板上。你可以看到面前的白色沙岸,感到微风拂面,闻到海洋的咸味。头顶上有几朵蓬松的白云,还感受到背上的暖阳。请把你的注意力转到这个场景上。现在,想象自伤的冲动是你正在驾驭的海浪。注意冲动在身体里的感觉。然后把注意力集中在你的感觉(例如,肌肉紧绷的感觉)上。想象你正在冲浪,而这个波浪就是你的冲动。随着冲动上升和变强,波浪变得更高,但你仍旧在上面冲浪。想象一下,你是一个优秀的冲浪者,可以处理任何向你涌来的波浪。随着冲动越来越强,波浪越来越高,直到顶峰。想象你正乘着波浪上岸。当你观察波浪并冲浪时,它发生了什么。注意它是否变得更高、更强,或者是否开始变得更低、更弱。当它变弱时,想象你正带着冲浪板滑向岸边。当波浪开始再次涌来时,想象你又站到了波浪上驾驭它。这样持续大约十分钟。或者,持续这样做,直到你觉得已经控制住冲动,不会再去行动了。

最后,写下你的冲动有多强烈,从 0 到 10,以及你觉得能控制冲动的程度,从 0 到 10。

此外,请记住,如果海浪这一意象对你不起作用(或者不适合你),你也可以通过简单地注意冲动时的身体感觉和冲动产生或消失时的感觉做这个练习。

"冲动冲浪"的一个好处是,你可以在许多不同的地方进行。虽然我们建议你先在一个没有干扰的安静的地方练习,但这并不总是必要的。事实上,你几乎可以在任何地方进行练习:在工作中,在散步时,在购物时,或坐在家里。而且你不必一直使用意象。你可以简单地注意冲动的感觉,并观察它们的产生和消失。最重要的是,要在你与冲动纠缠的时候练习这项技能。那么,这种冲浪对冲动有什么帮助呢? 一种可能的帮助是让你对冲动有一些了解。你原本认为使你难以应对冲动的原因之一是,除非伤害自己,否则冲动永远不会结束。但事实上,冲动就像对食物或酒精的渴望一样,来得快去得也快,不会永远持续下去。"冲动冲浪"也可以让你明白,冲动不会永远持续下去,而是像波浪一样涨涨落落。这意味着你不必对冲动采取行动,因为它们无论如何都会消失。如果不管怎么做冲动都会消失,那为什么还要让自己经历自伤的麻烦呢?

"冲动冲浪"还可以帮助你慢慢减少冲动。它很像暴露疗法(见第三章)。如前所述,在暴露疗法中,来访者反复暴露在他们所恐惧的情绪或事件中。例如,一个恐高的人可能会被带到高处,并被告知站在那里向下看一个小时。一个怕蛇的人可能会花较长时间观察或拿着一条蛇。暴露疗法的效果几乎像魔术一样。你越是接近你害怕的东西(只要这些东西不是真的危险),你的恐惧就会越少。

我们认为,"冲动冲浪"可能以类似的方式发挥着作用。你越是坐在那里观察冲动(不对它们采取行动),慢慢地,它们就越变得不那么强烈了。好像冲动是一个在杂货店里发脾气的孩子,因为他的母亲拒绝了他买饼干的要求。如果他的母亲开始时说不,然后在他尖叫时让步,那么你认为下次他母亲说不的时候会发生什么。没错,孩子会开始尖叫,因为他已经知道,尖叫可以得到饼干。但是,如果母亲不理会孩子的脾气,不让步,那么孩子会知道发脾气是没有用的,最终就不会在杂货店里尖叫了。

冲动的情况与此类似。有强烈的冲动就像一个孩子在你体内发脾气,尖叫着:"伤害自己!"如果你屈服于这种冲动,那么你认为下次在同样的情况下会发生什么。你可能会再次感受到冲动!但是,如果你反复无视冲动的要求,不伤害自己,你的大脑就会了解到冲动是不起作用的,就像孩子了解到发脾气不起作用一样。于是慢慢地,你就越来越不可能有冲动,而且冲动也会越来越弱。

简是"冲动冲浪"的专家。她是一名瑜伽教练,所以坐下来观察冲动是一项对她很有效的技能。每当她在晚上有强烈的冲动时,她会在家里做 30 分钟的"冲动冲浪"练习,或者在外出时做短暂的练习。通过练习,她发现自己更容易退后一步,摆脱冲动的束缚。她不再觉得冲动在控制她,而她成了控制者。冲动逐渐变得不那么频繁,直到有一天她意识到,她已经整整一个月没有任何冲动了。

让身体动起来

对很多人来说,冲动是一种强烈的生理性体验。有些人感觉冲动就像自伤处的疼痛一样。对另一些人来说,冲动让人有种空虚的感觉,或者有持续躁动的感觉(例如同时感到烦躁和紧张)。由于冲动是生理性的,所以应对冲动的最好方法是参与某种身体活动。

下面是一份可能有助于减少冲动的各种类型的体育活动清单。我们通过各种途径收集了这份清单,包括《治疗边缘型人格障碍的技能训练手册》(Linehan 1993b)、为自伤者服务的同事的建议,以及来访者自己。当你参与这些活动时,可以在练习前后对你的冲动(用 0 到 10 来衡量)和对自己应对冲动能力的信念(用 0 到 10 来衡量)进行评分,看看是否有变化。请记住并非所有活动都会奏效,它们只是让你获得一些管理冲动的新技能。即使这些活动中只有几项有助于减少冲动,也能使你在自己的工具箱中增加一些新的工具,从而更有能力抵制自伤的冲动。

锻炼肌肉

锻炼肌肉可以帮助你抵消经常伴随冲动的不舒服的生理感觉。

剧烈运动。跑步;举重;做俯卧撑或仰卧起坐;练习武术;跳皮筋;爬长楼梯;骑自行车;去健身房做高强度运动;用拉力带进行锻炼;户外徒步。重点是做剧烈的运动,让你的肌肉紧张,让你的心跳加速。坚持20分钟左右。

其他一些高强度活动。从上到下打扫房间;做园艺或打理庭院;粉刷房间;扫雪;整修房间。

绷紧和放松肌肉

还有一种应对或减少冲动的方法,叫做渐进式肌肉放松(progressive muscle relaxation/PMR)。渐进式肌肉放松的基本步骤是:先绷紧身体的各部位肌肉,然后放松。这种技能的一大优势是它也可以使你感到不那么紧张和焦虑,而且更放松。事实上,PMR对减少焦虑非常有帮助,它是各种焦虑和其他情绪困扰治疗方法的组成部分。因此,PMR不仅可以帮助你应对伴随着自伤冲动的身体感觉,而且还可能使你在情绪上感觉更好。具体可按照下面的步骤来练习PMR。

1. 首先,找一个安静的不被打扰的地方,采取一个舒适的姿势。可以躺着、坐着,甚至是站着,但你可能发现躺着的效果最好。

2. 接下来,在你的身体上找一个地方开始。我们建议你从身体感觉冲动最强烈的那个部位开始。如果身体上没有一个特定的地方让你感到冲动,那么就从头顶或脚趾尖开始。

3. 把你的注意力完全集中到身体的那个部位上。例如从你的前臂开始。想象一下,你的整个注意力都被吸引到前臂上。然后,将你的双手握成拳头,用最大力量的 75% 至 80% 攥紧,并保持紧张约 5 至 10 秒钟。

4. 然后松开,让肌肉松弛下来。注意它们在紧张时的感觉和现在的感觉有什么不同。注意放松或温暖的感觉,或任何其他你可能体验到的感觉。

5. 再次重复这个过程,绷紧前臂的肌肉,保持紧张状态 5 到 10 秒钟,然后放松。

6. 接着,转到身体的另一个部位。例如,人们经常会在腹部感到冲动。收缩腹部,紧锁肌肉,坚持 5 到 10 秒钟,然后放开,放松腹部。再次重复这个过程,放松这些肌肉。

7. 其他部位的过程也基本如此——就是对身体不同的肌肉群,做完全相同的事情。每一次,只要用最大力量的 75% 到 80% 把肌肉绷紧,持续 5 到 10 秒钟,然后放松它们,专注于感觉的差异。做 PMR 一般持续 5 到 25 分钟不等,取决于你有多少时间。即使做 5 分钟,也会产生不错的效果。

替代行为有用吗?

有些人会做一些类似于自伤但实际上并不造成任何身体伤害的行为,以此来使自己更容易远离自伤。这些行为是替代性的,它们通常会产生某种痛苦,但没有实际的身体伤害。现在,尽管一些治疗师推荐这些策略(你可能会在你访问的一些网站上看到它们),但我们实际上并不推荐使用它们。

为什么这样说?主要有两方面原因。首先,自伤的替代品不能帮助你学会停止对自伤的渴望。这很像孩子在杂货店里发脾气的情况。比方说,你在照顾一个孩子,当你告诉他不能吃巧克力棒时,他大发脾气。你的目标是让他现在不要吃任何东西。但是,他一直发脾气,而且越来越不高兴,乱踢、尖叫、挥舞手臂。你决定不能再忍受了,于是说:"好吧,你不能吃巧克力棒,但你可以吃巧克力饼干。"虽然他仍然抱怨,但最终还是平静了下来,大家都相安无事。

你觉得他学到了什么?确切地说,他学会了如果发脾气,他会得到一些东西,无论是巧克力棒还是饼干。而且,如果发脾气的方式有效,他会继续发脾气。这也可能是替代行为的问题之一:你永远无法教会身体和大脑停止产生这些冲动(基本上是发脾气),因为当你遇到冲动时,你会给身体和大脑它们想要的东西(比如自伤)。

另一个原因是,你很容易让替代行为加剧。尽管替代行为看起来安全,但很容易做得过火,造成实际的组织伤害。你也可能会依赖它们,就像你依赖自伤一样。因此,基于这两个原因,我们不建议使用替代行为。相反,我们建议你尝试本章中的其他一些技能,看看它们是否对你有效。

需要当心的问题

我们刚才描述的这些技能会让你更能够忍受冲动,甚至可能有助于减少冲动。然而,在你开始练习这些技能时,有个问题需要注意。它与你对使用这些技能的期望有关。

不要期望你的冲动会完全消失

有些人在开始使用这些技能时遇到的问题是,他们希望自己的冲动完全消失。他们希望通过使用这些技能让冲动永远消失,不再出现。而且,尽管有时你使用这些技能后,发现冲动确实在那一刻消失了,但这并不总会发生。更重要的是，这些技能不能让冲动永远消失。因此，如果你正在应对冲动，那么你可以期待这些技能在使用时发挥作用。但是，如果停止使用这些技能后，冲动又回来了，也不要感到惊讶。我们不以冲动是否再现来衡量成功与否——它们几乎总是会再现的。我们衡量成功的标准是，你是否通过使用这些技能避免了当下对自己的伤害。

　　在学习了一些应对冲动的技能后，梅丽亚想出了一个计划，每当她的冲动变得过于强烈时，她就会将这些技能付诸实践。首先，她会放慢呼吸，只注意当下正在发生的事情。然后，她会练习接纳正在发生的任何事情和任何感觉。如果这太费劲，她就会找一些方法来分散自己的注意力。做填字游戏或听音乐对梅丽亚来说真的很有效。最后，一旦感到不再被冲动所压垮，她就会想办法应对她的感受和生活中的问题。

小结

- 冲动仅仅是对某种事物的渴求或欲望——在这里是指对自伤的渴求或欲望。
- 冲动来得快，去得也快，尽管它们可能令人非常痛苦和不舒服，但不会永远持续下去。
- 请参阅下表，其中列出了一些你可以用来应对自伤冲动的技能。利用此表记录你何时使用过这些技能，以及这些技能对你的作用如何。把这份摘要放在钱包、口袋或手提包里会对你有帮助，这样你就能提醒自己在需要时使用哪些技能。特别是针对接纳的技能，请参考本章前面的练习"学习如何接纳自伤冲动"。

应对冲动的技能

下面,我们列出了本章所描述的技能,以帮助你应对自伤的冲动。你可能会发现,填写这张表格会帮助你:(1)记住这些技能;(2)记得练习或使用它们;(3)弄清楚哪些技能对你最有效。以下是关于如何使用这张表格的一些说明。

首先,你要给自己抑制自伤冲动的能力打分,分值从0(抑制不超过一分钟)到10(有信心能持续抑制冲动而不自伤),并把你的评分填在"使用前"一栏中。然后,试一试表中所列的一些技能。在你使用每项技能后,立即在"使用后"一栏中用0到10对抑制冲动的能力再次进行评分。练习几次之后,你可能会注意到,在削弱冲动并提高抑制能力方面,有些策略比其他策略更有效。

技能	抑制能力(使用前)	抑制能力(使用后)
注意转移:让头脑忙起来		
让头脑运转起来		
想一想其他事情		
运用想象		
注意转移:制造强烈的感觉		
味觉		
触觉		
嗅觉		
听觉		
视觉		
注意转移:行动起来		
完成一些事情		

（续）

技能	抑制能力（使用前）	抑制能力（使用后）
做一些喜欢的事情,让自己忙碌起来		
观看对你有吸引力的电视节目或电影		
走出门去做一些事情		
正念		
实践"冲动冲浪"		
观察冲动		
让身体动起来		
剧烈运动		
其他一些高强度活动		
渐进式肌肉放松		

评论:(这里可以写任何评价,包括是否有效,尝试了哪些技能,以及下次有强烈冲动时可能会怎么做)

在本章中,我们教了几种不同的技能,你可以用来处理自伤的冲动,以避免在当下受这些冲动影响而采取行动。对许多人来说,自伤的冲动往往是对某些情绪状态的反应,如愤怒、羞耻或其他情绪。此外,你可能已经注意到,自伤的方式可以让你在情绪上感觉更好。如果是这样,那么你肯定会发现第十二章也将很有帮助,因为第十二章提供了管理情绪的各种策略。当拥有应对情绪的工具越多,你就越有能力抑制自伤的冲动。

第十二章　管理自伤相关情绪

　　每当感到非常愤怒时,特雷弗就会伤害自己。在治疗师的帮助下,他学会了抑制自伤冲动的方法,并能够承受这些冲动,直到它们离开。他还在其他方面采取了一些措施以改善生活,这样就不会有那么多冲动了。尽管他取得了很多进步,但当他感到愤怒时,仍然可能会伤害自己。特雷弗的愤怒就像一个巨大的火球一样在他体内膨胀。他的愤怒会强烈到让他自己感到害怕,同时他担心如果向别人表达这种愤怒可能会发生不好的事情。他所知道的不伤人的释放愤怒的方式就是烧伤自己。仿佛自伤是一个释放阀,可以把体内所有的怒气释放出来,直到他冷静下来,更清楚地思考问题。

　　到目前为止,我们已经描述了如何增强停止自伤的动机以及怎样抑制自伤的冲动——这些技能在你的康复之路上是非常重要的。在本章中,我们将讨论另外一些可能同样重要的技能:管理情绪。

　　正如之前提到的,人们自伤的最常见原因是在某些方面使自己感觉更好。事实上,大多数人试图通过自伤来缓解、逃避或应对痛苦的、难以承受的情绪。如果这是你自伤的原因之一,那么一旦你感觉情绪更容易控制,不那么压抑,停止自伤就会容易得多。这就是本章的全部内容:教你管理情绪的技能,让你不必依靠自伤也能感觉更好。你甚至会发现,越是以健康的方式应对情绪,自伤的冲动就越不那么强烈。

管理情绪的技能

接下来我们将介绍几种用来管理情绪的技能。其中一些可能有助于使情绪不那么令人难以承受，而另一些则有助于你在有情绪时更好地应对它们。

识别情绪

首先要学习的技能是识别你的情绪（Linehan，1993b）。使情绪清晰化，或确切地知道有什么情绪，实际上可以让你的情绪看起来更容易管理。其中一个原因可能是，当我们知道自己的感受时，我们就能更好地想出如何让自己感觉更好。你可能已经注意到，不同的应对策略会对不同的情绪更有效。当你悲伤时，蜷缩在装满热水的浴缸中，听着舒缓的音乐，或与你最好的朋友聊天，会让你感到舒服。当你生气时，你可能会想去长跑或清洁浴室。当你不高兴的时候，让你感觉好一点的事情实际上很大程度上取决于你当时真正的情绪是什么。这就是为什么要学会识别你的情绪并给你的情绪贴上标签。

要学习如何识别情绪，你需要知道的第一件事是，所有的情绪都是由三个不同的成分组成的：认知（伴随着情绪的想法）、生理（当你体验到一种情绪时身体的反应方式）和行为（当你体验到一种情绪时所做的或有冲动去做的事情）。以愤怒为例。愤怒的认知成分可能包括这样的想法："这不应该发生在我身上！""真是个混蛋！"或"这太不公平了！"。在生理层面上，愤怒的感觉往往伴随着心跳加速、拳头紧握、肌肉紧绷或下颚收紧。而愤怒的行为成分可能包括尖叫、扔东西或者拳打物品或他人。

你的每一种情绪都由这三个成分组成。然而，许多人发现，他们并不总是能觉察到情绪的所有成分。例如，你可能不知道自己的感受，直到你发现自己想要做一些事情，如哭泣或尖叫。或者，你可能觉察到了悲伤的想法，但对悲伤在身体中的反应完全没有感觉。在其他情况下，你可能只觉察到自己的身体感觉，却不知道自己有什么情绪。因此，学习识别情绪的第一步是在体验情绪时更多地觉察情绪的三个成分。事实上，你觉察的情绪成分越多，你就越有机会准确识别你的情绪。而且，确切地知道自己的情绪会使你更容易找出应对这些情绪的最佳方法。下表提供了几个关于一些基本情绪构成的例子，看看是否符合你对这些情绪的体验。

识别情绪的三个成分

你在下面可以找到伴随人类基本情绪的身体感觉、想法和行动（或行为冲动）的例子。

情绪	身体感觉	想法	行动/行为冲动
恐惧	心跳加速 流汗 "视野狭窄"（Tunnel vision） 颤抖 呼吸短促	"我很危险。" "我不安全。" "有坏事发生。"	僵住不动 逃跑 言语或身体攻击
悲伤	眼睛后面感觉发紧* 胃部下沉感 心跳缓慢	"没人爱我。" "我很孤独。" "事情好不起来了。"	疏离 哭泣 寻求帮助 想要拥抱

---

* 　可能表现为头痛。——译者注

（续）

情绪	身体感觉	想法	行动/行为冲动
愤怒	心跳加速 呼吸短促 肌肉紧张 下颚收紧	"每个人都针对我。" "这不公平。" "这是不对的。"	挑衅 提高声调 大叫 扔东西

下次当你感觉到这些情绪时,看看你是否能确定其组成部分。而且,请随时对这份清单进行补充,使之与你对这些情绪的体验相匹配。

究竟该如何学习准确地标注和描述情绪呢? 你可以在体验到一种情绪时,先问自己以下问题。通过每次体验情绪时回答这些问题,你便能了解各种情绪在身体中的感觉,一种情绪的想法与另一种情绪的想法有何不同,以及不同的情绪如何让你做不同的事。

帮助你确定情绪的问题

每当你体验到一种情绪时,问自己如下问题:
- 什么想法与这种情绪有关? 现在脑子里有哪些想法?
- 这种情绪与什么身体感觉有关? 这种情绪在身体里的感觉如何?
- 这种情绪使我想做什么或说什么? 它是如何让我想采取行动的?
- 我通常对这种情绪作什么反应? 当我有这种感觉时,我倾向于如何行动?
  根据这些答案,我现在感受到的是什么情绪?

下次当你有情绪的时候,可用上面的问题问问自己,试图了解你的情绪给你的感受。

一旦你清楚地知道自己的情绪是什么,你就能更有效地管理它们。下面,我们告诉你一些管理情绪的技能。

表达情绪

正如第五章中提到的，应对情绪的一种方法是以某种方式将其表达出来。表达或交流情绪上的痛苦有助于缓解或减轻这种痛苦。因此，一旦你知道自己的感受，应对这种感受的一种方法就是将其表达出来。

关于这项技能的好消息是：有许多方法可以表达我们的感受。人们通常认为表达情绪就意味着向别人谈论情绪。这确实是表达情绪的一种有效方式。然而，也有许多其他表达方式。其中有些是向他人表达你的感受，有些则是不向任何人进行直接表达；有些用语言来表达，有些则用其他方式来表达，例如通过艺术或音乐。因为有这么多表达方式，我们相信你可以找到一些适合自己的方式。请看下面的列表，了解一些可以表达情绪的不同方式。

表达情绪的方式

- 与朋友或家人聊聊。
- 在日记中写下你的感受。
- 写一首关于自己感受的诗。
- 画一幅画来描述你的感受；考虑用不同的颜色来代表不同的感受。
- 唱一首反映感受的歌曲。
- 哭泣。
- 对着枕头大叫。
- 锻炼身体。
- 舞蹈。
- 打沙袋。
- 弹奏乐器。
- 将你的感受制作成拼贴画或剪贴簿。

（续）

> 现在你已经看了这份清单，你是否还能想到其他可以表达情绪的方式？试着想一想，你还可以用什么方式来表达各种各样的情绪，包括愤怒、悲伤、快乐、孤独、焦虑和内疚。
>
> 其他方式：＿＿＿＿＿＿＿＿＿＿＿＿＿＿＿＿＿＿＿＿＿＿＿
>
> ＿＿＿＿＿＿＿＿＿＿＿＿＿＿＿＿＿＿＿＿＿＿＿＿＿＿＿＿＿

需要记住的一点是，并非所有这些策略都能一直发挥作用。如果你最喜欢的策略是与朋友谈论你的感受，但你最好的朋友却不在城里，无法联系上，怎么办？或者，如果你喜欢用吉他弹奏大声的音乐来表达愤怒，但现在是半夜，这样做会吵醒你的家人，怎么办？

因为没有一种表达情绪的方式是永远有效的，所以最好的办法是想出尽可能多的方式。你的选择越多，就越有可能在任何情况下都能找到发挥作用的东西。这就像要获得最好的工具箱一样。如果你的工具箱里只有一个工具，例如锤子，它在某些时候可能真的很好用，如当要把钉子钉在墙上的时候，但是当你需要锯木头或修理堵塞的下水道时，你认为它能发挥多大的作用？肯定不管用。这就是为什么你需要确保工具箱里有各种不同的工具，如锤子、螺丝刀、锯子、扳手，甚至还包括电动打磨机！只有拥有大量不同的工具，你才有能力解决家里的各种问题。同样的原则也适用于表达情绪。只有通过了解表达情绪的各种方式，你才能在任何情况下都能找到一种发挥作用的方式。

因此，确保尝试各种不同的情绪表达方式，并试着思考每种方式可能在什么时候和什么情况下最有效。下面的问题将帮助你弄清楚每种策略何时对你最有效。

何时使用表达情绪的不同方式

写下你试图用来表达情绪的所有方式,重点是写出对你来说似乎最有效的方式,尽可能想出更多的策略。

1.

2.

3.

4.

5.

6.

7.

8.

下面针对每一种策略,写出它在什么情况下最有效。

策略	最有效的时间和场景
1.	1.
2.	2.
3.	3.
4.	4.
5.	5.
6.	6.
7.	7.
8.	8.

这些答案应该能让你更好地了解每一种策略何时对你来说是最有效的。因此,当你下次发现自己处在这些情况下时,请尝试使用最适合的策略,看看它是如何发挥作用的。

体验你的情绪

也许你会感到惊讶,但管理情绪的最好方法之一就是简单地体验这种情绪,顺其自然。对于管理情绪最大的误解之一是,管理情绪的最好方法是试图以某种方式控制或压制它们。事实上,这样做往往会使你更加不安,使情绪更加令人难以承受。试图控制或压制你的情绪,就像试图处理你在外出远足时遇到的熊一样。在这种情况下,你有几个选择,但所有这些选择都有一些相当严重的问题。例如,你的一个选择是试图与熊展开搏斗。然而,如果你这样做,你很可能会输。我们中的大多数人在与熊的搏斗中可能并没有任何赢的机会。那么,当你试图与你的情绪进行斗争时,结果也是如此。当你和情绪作斗争时,通常会比你一开始的时候更难过。因为情绪是人类的一部分,与之对抗是一场你根本无法获胜的战斗。

你也可以尝试忽略这只熊,假装它不存在。这也许会在一段时间里有效,但最终,熊可能会攻击你(尤其是当它看到你的警惕性降低时)。我们的情绪也是如此。如果你假装自己没有情绪,或者试图忽略它们,你会经常发现自己被自己的感觉所蒙蔽,或者不假思索地冲动行事。情绪在我们的生活中起着非常重要的作用,试图忽视它们意味着会错过很多重要的信息。

此外,你还可以尝试逃离。问题是这也不是一个明智的选择。信不信由你,熊的速度相当快,无论你做什么来试图逃跑(例如,跳进峡谷、爬上树等),熊最终仍会抓住你。再说一次,你的情绪也是如此。你的情绪是你不可分割的一部分,试图逃避它们就像在试图逃避自身,而这是不可能的。无论你做什么,你的情绪最终都会追上你。

这意味着你真正拥有的唯一选择(也是我们认为从长远来看对你最有效的选择)是允许自己体验它们。现在,当我们说"体验"你的情绪时,并不意味着你应该沉湎于你的情绪或试图使它们持续更长时间。我们的意思是,你应该在有情绪的时候体验你的情绪,然后在它准备好离开的时候让它离开。虽然这听起来很疯狂，但这样做实际上会使情绪的持续时间比试图对抗它们或完全摆脱它们时的时间更短。

那么，如何让自己体验情绪呢？首先是简单地停止摆脱情绪的挣扎！但其实这说起来容易做起来难。试图避免或压制不舒服的感觉是很自然的，因此，许多人一有不愉快的情绪就会陷入这种"逃避模式"。好像逃避成为一种习惯，就像咬手指甲或敲击指关节。然而，就像其他习惯一样，你可以通过练习打破这种逃避的模式。

你可以采取的第一个步骤是注意你何时开始感受到一种情绪。试着识别情绪一开始出现时的迹象——对许多人来说，这会以身体感觉的形式出现。你的心率是否加快了？是否感到胃部有紧张感？你越早识别情绪，就越容易做到不逃避。

然后，当你注意到某种情绪出现时，努力保持在当下，将注意力集中在这种情绪上。描述这种情绪在身体里的感觉。注意到该情绪的所有成分。看看你是否能识别出伴随这种情绪的想法、身体感觉和行为冲动（Linehan, 1993b）。如果你发现把注意力集中在伴随情绪的身体感觉上比较容易，那么就从此开始，描述你的各种身体感觉。如果你发现自己被想法所吸引，那么轻轻地把注意力再转回到情绪的其他组成部分上。记住在描述情绪时一定要客观；不要评判你的情绪，给它们贴上"好"或"坏"的标签，或为伴随这些情绪而来的想法而自责。相反，只需客观地描述情绪的每个组成部分，几乎就像你在清点厨房里的物品一样。一开始在一个安静的地方做这个练习可能会有帮助，因为那里干扰较少，同时针对一种不太强烈或不太痛苦的情绪来做练习。

接下来，随着情绪的发展，注意它的变化，以及它是否变得更强或更弱。你的想法或身体感觉是否随着情绪的发展而改变？注意所有的这些体验。试着驾驭情绪的起伏,把自己想象成一个冲浪者,在海洋中驾驭海浪,只是这里的海浪是你当下的情绪。注意海浪是如何上升和下降的。而且要记住,尽管你的情绪可能会让你感到不舒服,但它们不会伤害你。提醒自己,大多数情绪在你注意到它们之后很快就会达到顶峰,之后不久就会消散。

最后,当你的情绪强度开始减弱时,再次注意你的身体感觉。你现在有什么想法?情绪的强度下降得有多快?你与情绪保持共存而不试图避开,对此你有何感觉?每次当你感受到情绪时,试着练习这项技能——如果不与情绪抗争,你可能会惊讶于情绪离去的速度之快。

运用自我安抚策略

很多时候,当人们感到不安时,一个普遍的愿望是以某种方式得到安慰。有时,我们试图从身边的人那里寻求安慰。虽然这可能是管理情绪的好方法,但当你真正需要帮助时,亲人可能并不总能支持你。他们可能不住在附近,或者你可能在他们不在的时候需要帮助,比如半夜。下文描述的这些技能有时被称为自我安抚策略(Linehan,1993b)。

那么,你如何获得自我安抚策略呢?首先要做的是关注你的感觉:触觉、味觉、嗅觉、视觉和听觉。最好的自我安抚策略是那些能激活你一种或多种感官的策略。当你使用这些策略时,确保将注意力完全集中在感觉上,保持当下的状态。如果你发现自己分心了,就把注意力再转回到感觉上即可。针对每种感觉,你可以做许多事安抚自己,下面会列出其中的一些。其中许多策略来自《治疗边缘型人格障碍的技能训练手册》(Linehan, 1993b)。

自我安抚策略

下次当你感到非常沮丧和需要安慰的时候，试着使用这些技能。

触觉

- 洗一个温暖的泡泡浴；坐在热水池或桑拿房里。
- 做一次按摩。
- 与喜欢的宠物玩耍。
- 在阳光下放松。
- 拥抱朋友或爱人。
- 穿上柔软、质地舒服的衣服。

味觉

- 品尝一杯热茶或热可可（或其他热饮）。
- 在大热天喝些冷饮，或吃冰棒或冰淇淋。
- 吃你自己喜欢的"疗愈美食"。
- 吃块黑巧克力（这也会释放让人"感觉良好"的化学物质）。
- 吃一块新鲜水果。

嗅觉

- 去花店（即使你不买花，也要假装在选购）。
- 焚香或点燃一支香薰蜡烛。
- 闻薰衣草或香草的香气。
- 呼吸新鲜空气。
- 烘烤饼干或新鲜面包。
- 闻一闻新鲜的咖啡豆，或冲泡一些新鲜的咖啡。

视觉

- 看看亲人或最喜欢的度假地的照片。
- 去海滩，看海浪拍打沙滩。
- 观看日落。
- 观看天空中的云彩。
- 看你的宠物或孩子玩耍或睡觉。

（续）

听觉

- 听轻松的音乐。
- 听鸟儿唱歌。
- 听孩子们玩耍的声音。
- 在树林中散步,聆听大自然的声音。
- 黄昏时分,坐在外面听蟋蟀叫。
- 到海边去,听海浪拍打岸边的声音。

你自己是否能想出其他一些自我安抚策略? 任何你认为具有安慰和滋养作用的东西都可能会有效。

深呼吸

不管你信不信,应对焦虑和愤怒的最好方法之一是呼吸。听起来很简单,对吗? 但大多数人的呼吸方式也许并不正确。自然呼吸使用的是你的横膈膜,即你肚子下面的一块大肌肉。你怎么知道自己是否在自然呼吸呢? 花几分钟时间,慢慢吸气和呼气。当你吸气时,你的腹部是否向外推,而当你呼气时,你的腹部是否收了回去? 或者,当你吸气时,你是否耸着肩膀,而当你呼气时,你是否垂下了肩膀? 如果你注意到你的腹部在扩张和收缩,你就是在用横膈膜来呼吸。你的呼吸方式是正确的。如果你注意到你的肩膀在上下起伏,你就不是在正确地呼吸,实际上你可能会使自己处在体验焦虑的风险之中。

使用横膈膜呼吸将帮助你做更深的呼吸,而做更深的呼吸意味着呼吸更慢。深而慢的呼吸是身体对抗焦虑和压力的自然方式。事实上,缓慢地呼气可以减慢你的心率并减少肌肉紧张。当你用胸部和肩膀呼吸时,你的胸腔没有足够的空间让你的肺部扩张。这导致短而浅的呼吸,

205

实际上会增加你的心率，使你感到更加焦虑或紧张。

因此，管理情绪的最基本（和重要）的策略之一是重新学习如何呼吸。可按照以下步骤来学习。

重新学习如何呼吸

当你进行第一次练习时，尽量选择你已经感到放松的时候。在没有压力的时候，更容易学会深呼吸的基本技巧。

1. 找一个舒适安静的地方来练习呼吸。在椅子上坐起来，使你的背部伸直并得到支持。

2. 闭上你的眼睛。

3. 将一只手掌放在腹部，另一只手掌放在胸前，横跨胸骨。

4. 像平时那样吸气和呼气。当你呼吸时，哪只手移动得最多，是放在腹部的那只手还是放在胸部的那只手？如果放在胸前的手在动，而放在腹部的手没有动，这意味着你没有用横膈膜呼吸。

5. 现在，吸气时故意将腹部推出，呼气时让腹部下降。一开始可能会觉得有点不自然，这是正常的，这种感觉会随着练习增多很快消失。

6. 继续吸气和呼气。尽量拉长呼吸。吸气时慢慢地数到五，呼气时再数一次。另外，试着用鼻子吸气，用嘴呼气。这可能有助于你做更深的呼吸。

7. 每天进行几次这个呼吸练习，练习得越多，就越能使之成为一种习惯。

当你练习多次后，就会对深呼吸更加熟悉。当你感到焦虑、压力或愤怒时，可以尝试一下深呼吸。尽管这看起来很简单，但改变你的呼吸方式可以对情绪产生深远的影响。

注意转移

有时候，当你真的很难过的时候，处理情绪的最好方法之一是关注别的事情（Linehan, 1993b）。正如第十一章中所提到的，注意转移就是要关注一些其他的事物，让你的注意力从困扰你的事情上移开。现在，在你开始练习转移注意力来应对情绪之前，要切记，你可能会存在过度使用的风险。你会发现这个方法在短期内非常有效，以至于每当不高兴的时候，你总是在转移自己的注意力。问题是，不断转移注意力会变成逃避。你可能还记得过多的逃避所带来的问题吧！因此，我们建议你适度地使用这一技能来度过困难时期。当你的情绪强度降低或可以安全地体验情绪时，不用转移自己的注意力，将注意力转回到你的情绪上。将注意转移的技能与之前描述的其他技能结合起来使用是最好的成功秘诀。

我们在第十一章中描述的任何一种转移注意力的技能都可以帮助你从情绪困扰中摆脱出来，就像转移对自伤冲动的注意力一样。我们将一些可能有用的策略整理成了一份清单。你可能注意到，专注于五种感官在此处被列为注意转移的策略，而之前则是用于自我安抚。两者是有所不同的。当用感官来分散注意时，你需要真正强烈的、有力的感觉来使注意离开情绪和忧虑。你会在第十一章中找到我们推荐的可以产生强烈感觉的活动。而当用感官来安抚自己时，你则要选择使自己平静的活动。自我安抚的重点是创造一种"柔和"的体验，轻轻地抚慰你；而转移注意的重点是创造一种强烈的体验，抓住你的注意力。

应对情绪的有效的注意转移策略

让头脑忙起来

- 让头脑运转起来。
- 想一想其他事情。
- 运用想象。

（续）

制造强烈的感觉		
· 味觉		
· 触觉		
· 嗅觉		
· 听觉		
· 视觉		
行动起来		
· 完成一些事情。		
· 做一些喜欢的事情,让自己忙碌起来。		
· 观看对你有吸引力的电视节目或电影。		

小结

在本章中,我们重点讨论了帮助你管理情绪的技能。虽然这些技能并不能直接控制自伤行为,但它们可以与第十章和第十一章的技能结合起来使用。如果你用自伤缓解情绪上的痛苦或让自己感觉更好,那么本章的技能应该能为你提供其他管理情绪的方法,而不是通过自伤。而且,一旦你感觉好一点,你就会觉得对自伤的需要变少。以下是本章中讨论的技能的总结。

- 试着准确识别感受。知道正在体验什么情绪可以让你的情绪不那么令人难受,更容易被控制。
- 以健康的方式表达你的情绪。
- 允许自己体验情绪。不要与它们抗争,只是允许它们存在即可。

- 试试自我安抚策略。把你的注意力全部集中在令你感到舒服或被滋养的嗅觉、味觉、视觉、听觉或触觉上。

- 记得呼吸！越慢越好，越深越好。

- 试着把注意力集中在其他事情上。注意转移可能是应对强烈情绪的一种好方法。只是要记得最终将注意力转回到情绪上。注意转移只是暂时的！

现在，你已经掌握了准确的信息和越来越多的应对技能，可以处理自伤冲动和强烈的情绪，我们希望你已经为康复作好了准备。不过，无论准备得如何充分，康复之路总是坎坷的。在下一章（也是最后一章）中，我们将告诉你如何避免一些常见的陷阱，并处理在康复之路上可能会遇到的一些障碍。

第十三章　走向新生

当你读到这一章时,你可能已经对什么是自伤、什么不是自伤、导致自伤的各种因素、人们自伤的原因,以及(也许是最重要的)从自伤中获得什么有了更多的了解。你可能已经开始使用前几章教的一些技能,也可能已经注意到自己有了积极的变化。我们希望这本书能够帮助你在康复的道路上起步,带给你希望,让你最终克服自伤行为。

尽管我们相信人们能够并且确实可以从自伤中恢复过来,但也知道这个过程绝非易事。正如之前提到的,自伤可能是一种非常难以克服的行为。对于任何像自伤一样有许多重要功能且短期内效果明显的行为,人们总是很难抵制。自伤就像神话中的海妖,呼唤你的名字,引诱你进入岸边的岩石中。因此,任何如此有力的行为都需要时间和努力来停止。

好消息是,读了这本书,就是朝着正确方向迈出了一步。现在,你已经掌握了准确的信息,并对自伤行为有了更充分的了解,接下来你就能朝着不受自伤干扰的生活旅程更好地向前迈进。而且,你在本书第三部分中学到的技能将是你停止自伤的重要盟友。然而,即使有这些信息和技能傍身,康复的道路也依然是坎坷的。无论你的装备有多精良,旅途中还是会遇到一些障碍。或小或大,你都可能会遇到。

回避康复之路上的陷阱

本章重点介绍人们在停止自伤的过程中会遇到的一些最常见的障

碍,并教你如何应对,从而在康复之路上继续前进。我们希望这些信息能帮助你更好地利用你在本书中学到的新技能,以及你对自伤的新理解。

如果康复之路崎岖不平,不要气馁

停止自伤并不是一件容易的事。如果容易,我们也就没有理由写这本书了! 恰恰相反,克服自伤行为是一个过程,绝对不是一朝一夕的事。任何对你有好处的、使你经常依赖的行为都很难从你的生活中完全消除。想一想你经常做的事情,如刷牙。现在,想象一下,如果有新的研究出来,说刷牙实际上对你有害(而且会使你的牙齿全部掉光),所以你不能再刷牙。那对大多数人来说,这将是一件非常困难的事情,因为刷牙已经成为一个习惯。你可能会发现自己在某些时候(比如在早晨,当你的口气可能不那么清新时)想刷牙,或者寻找其他可以代替刷牙的行为。你也可能注意到自己比以前(试图放弃刷牙之前)更多地想刷牙的事儿。其实,所有这些都是正常的。事实上,这些都是身体对停止一个习惯的自然反应。

当你决定停止自伤时,同样的事情也很有可能会发生。你会发现自己比过去更频繁地想起与自伤相关的事——特别是在过去依赖自伤的时候,比如当你遇到非常不愉快的情绪时,或感到有点儿崩溃或烦躁时。重要的是要提醒自己,这都是你试图放弃曾经依赖的行为的正常反应。而且请记住,这些感觉是暂时的,它们都会过去。

当你有这种感觉时,试着提醒自己,你为什么开始决定停止自伤;提醒自己,停止自伤会给你的生活带来哪些积极的影响。事实上,你最好提前写下停止自伤的所有积极结果,这样你就不必临时去想这些结果了。请记住,即使面对困难,你也有可以用来度过困难时期的技能。因此，当事情发展得不顺利时，拿出这本书，回顾第十一章和第十二章中所涉及的技能。当你需要的时候，不要害怕寻求支持，也不必试图仅靠自己来完成这个过程。

避免"破堤效应"

有一件事可能会使你的康复之路变得比你预期的更反复，即所谓的"破堤效应"（Abstinence Violation Effect；Marlatt 和 Gordon，1985）。这是一个非常难以直观理解的词组，指的是很多人在试图戒除不健康的习惯时经历的事情。它本质上指的是我们人类有一种倾向，即为自己制定严格而快速的要求。例如，当试图停止一种不健康的行为时，许多人的目标是"永不再犯"。虽然我们很欣赏保持目标并放弃不健康行为的愿望，但这样做的问题是，它没有考虑到一个事实，即许多人在试图停止一种行为时难免会"失误"。事实上，许多研究人员认为，"失误"实际上是康复过程中的一个重要部分（Marlatt 和 Gordon，1985）。

如果你不允许自己有偶尔失误的可能，那么一旦失误真的出现（例如，你开始抓挠自己），有什么可以阻止你继续自伤？你可能觉得，你已经打破了（或违反了）"永不再犯"的要求（即"我再也不会自伤了！"），那么一个小的、轻微的失误和一个大的、重大的失误之间没有任何区别。失误就是失误，所以一旦开始自伤，就可以不管不顾了。这对吗？当然不对！小失误和大失误之间有很大的区别。如果你允许一个小失误变成一个大失误，那么要想回到正轨并重新承诺过上没有自伤的生活，就会变得更加困难。认为任何失误都是巨大的挫折是一种非黑即白的想法，只能让你陷入困境。

因此，如果（或当）你确实出现了失误，重要的是采取以下步骤。

1. 尽快"制止"失误——即使你正处在行动过程之中。

2. 认识到这只是一次失误。尽量不要让自己陷入灾难化思维之中（或想到了最坏的后果）。你并没有破坏不受自伤干扰的生活的机会。也不要自责。记住，偶尔失误是正常的，这次失误可以为今后防止失误提供借鉴。

3. 找出导致失误的原因。如果是因为情绪过于强烈，试着使用第十二章中谈到的一些情绪调节技能。如果是因为很难抑制冲动，就使用第十一章中的技能。如果是因为无法保持摆脱自伤的动机，那么在你下次遇到时，使用第十章中的策略。

4. 将失误视为一种经验学习。"在危机中，有危就有机。"每次失误都是一次学习如何避免未来失误的机会。因此，要对失误进行积极评价，并记住这是一个学习如何避免再次犯相同失误的好机会。

5. 想一想下次你可以做什么而不是自伤。想出一个具体的计划来防止将来出现这种失误。

而且，最重要的是，如果失误发生，要对自己有同情心。在出现失误后，许多人感到内疚或羞愧。正如之前所说的，克服自伤行为并不是一件容易的事情，在这一过程中遇到一些坎坷是正常的。康复过程并不是指要经历最少的反复，而是从反复中学习，并找到一种有效方式，使自己过上没有自伤、有意义和有价值的生活。

请记得你可能会想念自伤

在上一章中，我们谈到了一些不同的情绪调节策略，你可以用这些策略来代替自伤行为。我们认为，如果学会了其他管理情绪的方法，你可能就不需要那么依赖自伤了。事实上，我们相信当你感觉更好并学习其他管理情绪的方法时，你自伤的冲动就会开始减少。虽然我们已经看到这对许多人有用，但在这一过程中，有几个障碍仍需要注意。

你可能遇到的一个障碍是，当你放弃自伤时，会有一种失落或悲伤的感觉。对有些人来说，放弃自伤就像放弃一个以往需要帮助时总在身边的朋友。而且，当你远离或失去对你很重要的东西时，悲伤和难过是正常反应。如果你觉察到这些感觉，建议你做以下事情。

- 提醒自己，这是完全正常的。许多人在放弃自伤时，会有悲伤或失落的感觉。
- 注意你的悲伤（或其他任何情绪），并练习接纳它（使用第十二章中体验情绪的技能）。
- 然后提醒自己为什么要远离自伤。看看你在第十章中填写的利弊表格（自伤的结果），重新认识自伤的坏处，以及没有自伤生活会更好的理由。

你可能遇到的另一个障碍是，发现你所学到的情绪调节策略并不像自伤那么有效。我们教给你的技能可能确实不像自伤那样能迅速让你感觉更好，而且不会像自伤那样给你带来满足的感觉。很多来访者告诉我们，他们从自伤中获得了一些独特的东西。对一些人来说，强烈而即时的缓解具有巨大的吸引力。对另一些人来说，可能是他们拥有了一个不为人知的秘密恶行。还有一些人会觉得自伤是一种自我惩罚，或者使他们感到强大或坚强。你可能很难用更健康的情绪调节技能来复制这些体验。而且有时这些技能看起来像是自伤的不良替代品，特别是当你处在强烈的情绪痛苦之中时。

因此，我们要明确的是：我们教给你的管理情绪和控制自伤冲动的技能在短期内永远不会像自伤那样有力或令人满意，但是（关键就在这里）从长远来看，它们不会带来任何负面结果和坏处。因此，你需要问自己："如果这些技能最初并不十分有效，但从长远来看能让我感觉更好，有助于促进我康复，这值得吗？"而且，请记住，即使这些技能不像自伤那样给你带来直接的缓解，它们也是有帮助的，而且你练习得越多，效果就越好。所以，试试吧，你可能会惊讶地发现，一段时间后你会开始感觉好很多。

相信技能的效果和技能本身一样重要

还有一个需要注意的问题是你对使用这些应对技能的信念。有些人抗拒使用它们，因为他们认为技能只是暂时的解决办法。当然，这是可以理解的。如果你伤害自己，就说明你可能有需要解决的生活问题，也可能有急切想要接受或解决的情绪问题。因为这些技能不会帮助你解决生活问题或摆脱情绪痛苦，所以有些人可能对使用它们感到非常犹豫。

斯泰西发现，这本书中的技能在处理冲动和情绪以及避免自伤方面对她有极大的帮助。问题是，有很多时候当她感到有自伤的冲动时，她会对自己说："这些技能只是一个创可贴。它们不能帮助我厘清问题或解决我与伴侣之间的关系。"结果，尽管她知道这些技能会有帮助，但并不是每次都会使用。最终她仍会经常伤害自己。

警惕这种类型的想法。我们建议你问自己："现在使用这些技能对我来说是否有效或有帮助？"如果答案是肯定的，那么就去做吧！当自伤的冲动不那么强烈时，你是可以找到解决问题并在以后处理所有挣扎的方式的。你要一步一步来。当通过运用这些技能使冲动得以减少或情绪得以调节时,你才有更多的精力集中解决你的问题并以其他方式应对。但在这之前,你需要在不伤害自己的情况下度过这一刻。记住,正如之前提到的,自伤不会帮助你修复你的生活,可能只会增加你的问题。不过,本书教给你的技能可以消除你的冲动,并帮助你感到更有能力应对当下的生活。

结语

我们打算写一本能够帮助那些与自伤作斗争的人及其照顾者的书。在此过程中,我们试图尽可能多地介绍有关自伤的原因、通常与自伤相伴随的问题类型、自伤的目的以及可能有帮助的治疗类型。我们还汇集了我们认为可以帮助你停止自伤所需的一些最有效的技能。我们真诚地希望你能在这本书中看到你自己的一些经历,并发现它对你的康复有帮助。

然而,无论我们提供多少信息,我们都无法完全掌握每个人独特的自伤经历。每个人都是不同的,没有两个人有相同的自伤经历。因此,这本书中的一些章节有可能(如果不是有很大可能的话)并不像其他一些章节那样适用于你。例如,也许你并没有本书所描述的关于自伤的任何原因。或者也没有挣扎于所提到的经常与自伤相伴随的任何问题。相反,你却挣扎于我们没有谈到的一些其他类型的问题。

我们鼓励你利用这本书,尽可能地使它成为你个人的东西。如果你能将本书中讨论的信息和技能与你自己的生活和自伤经历结合起来,那么会对你有很大的帮助。因此,请将这本书个性化,让它成为你自己的书。请记住,摆脱自伤没有一种标准的方法,每个人都有不同的过程要经历。请找到最适合你的康复之路前行吧。

参考文献

American Psychiatric Association. 1994. *Diagnostic and Statistical Manual of Mental Disorders* (DSM-IV). 4th ed. Washington, DC: American Psychiatric Association.

Andover, M. S., C. M. Pepper, K. A. Ryabchenko, E. G. Orrico, and B. E. Gibb. 2005. Self-mutilation and symptoms of depression, anxiety, and borderline personality disorder. *Suicide and Life-Threatening Behavior* 35 (5):581 – 91.

Arnold, L. M., D. F. Mutasim, M. M. Dwight, C. L. Lamerson, E. M. Morris, and S. L. McElroy. 1999. An open clinical trial of fluvoxamine treatment of psychogenic excoriation. *Journal of Clinical Psychopharmacology* 19(1):15 – 18.

Bateman, A., and P. Fonagy. 1999. Effectiveness of partial hospitalization in the treatment of borderline personality disorder: A randomized controlled trial. *American Journal of Psychiatry* 156(10):1563 – 69.

——. 2001. Treatment of borderline personality disorder with psycho-analytically oriented partial hospitalization: An 18-month follow-up. *American Journal of Psychiatry* 158(11):36 – 42.

——. 2008. 8-year follow-up of patients treated for borderline personality disorder: Mentalization-based treatment versus treatment as usual. *American Journal of Psychiatry* 165(5):631 – 38.

Beck, A. T., A. J. Rush, B. F. Shaw, and G. Emery. 1979. *Cognitive Therapy of Depression*. New York: The Guilford Press.

Bloch, M. R., M. Elliot, H. Thompson, and L. M. Koran. 2001. Fluoxetine in pathologic skin-picking: Open-label and double-blind results. *Psychosomatics* 42 (4):314 – 19.

Boudewyn, A. C., and J. H. Liem. 1995. Childhood sexual abuse as a precursor to depression and self-destructive behavior in adulthood. *Journal of Traumatic Stress* 8(3):445 – 59.

Bradley, R., J. Greene, E. Russ, L. Dutra, and D. Westen. 2005. A multidimensional meta-analysis of psychotherapy for PTSD. *American Journal of Psychiatry* 162(2):214 – 27.

Briere, J., and E. Gil. 1998. Self-mutilation in clinical and general population samples: Prevalence, correlates, and functions. *American Journal of Orthopsychiatry* 68(4):609 – 20.

Brown, M. Z., K. A. Comtois, and M. M. Linehan. 2002. Reasons for suicide attempts and nonsuicidal self-injury in women with borderline personality disorder. *Journal of Abnormal Psychology* 111(1):198 – 202.

Bulik, C. M., N. D. Berkman, K. A. Brownley, J. A. Sedway, and K. N. Lohr. 2007. Anorexia nervosa treatment: A systematic review of randomized controlled trials. *International Journal of Eating Disorders* 40(4): 310 – 20.

Chapman, A. L., and K. L. Dixon-Gordon. 2007. Emotional antecedents and consequences of deliberate self-harm and suicide attempts. *Suicide and Life Threatening Behavior* 37(5):543 – 53.

Chapman, A. L., K. L. Gratz, and M. Z. Brown. 2006. Solving the puzzle of deliberate self-harm: The experiential avoidance model. *Behaviour Research and Therapy* 44(3):371 – 94.

Chengappa, K. N., R., T. Ebeling, J. S. Kang, J. Levine, and H. Parepally. 1999. Clozapine reduces severe self-mutilation and aggression in psychotic patients with borderline personality disorder. *Journal of Clinical Psychiatry* 60(7):477 – 84.

Clarkin, J. F., K. N. Levy, M. F. Lenzenweger, and O. F. Kernberg. 2007. Evaluating three treatments for borderline personality disorder: A multiwave study. *American Journal of Psychiatry* 164(6):922 – 28.

Cloitre, M., K. C. Koenen, L. R. Cohen, and H. Han. 2002. Skills training in affective and interpersonal regulation followed by exposure: A phase-based treatment for PTSD related to childhood abuse. *Journal of Consulting and Clinical Psychology* 70(5):1067 – 74.

Coccaro, E. F. , R. J. Kavoussi, Y. I. Sheline, M. E. Berman, and J. G. Csernansky. 1997. Impulsive aggression in personality disorder correlates with platelet 5-HT$_{2A}$ receptor binding. *Neuropsychopharmacology* 16 (3): 211 – 16.

Coid, J. , B. Allolio, and L. H. Rees. 1983. Raised plasma metenkephalin in patients who habitually mutilate themselves. *Lancet* 2(8349):545 – 46.

Dimidjian, S. , S. D. Hollon, K. S. Dobson, K. B. Schmaling, R. J. Kohlenberg, M. E. Addis, R. Gallop, J. B. McGlinchey, D. K. Markley, J. K. Gollan, D. C. Atkins, D. L. Dunner, and N. S. Jacobson. 2006. Randomized trial of behavioral activation, cognitive therapy, and antidepressant medication in the acute treatment of adults with major depression. *Journal of Consulting and Clinical Psychology* 74(4):658 – 70.

Dubo, E. D. , M. C. Zanarini, R. E. Lewis, and A. A. Williams. 1997. Childhood antecedents of self-destructiveness in borderline personality disorder. *Canadian Journal of Psychiatry* 42(1):63 – 69.

Eisler, I. , C. Dare, M. Hodes, G. Russell, E. Dodge, and D. Le Grange. 2000. Family therapy for adolescent anorexia nervosa: The results of a controlled comparison of two family interventions. *Journal of Child Psychology and Psychiatry* 41 (6):727 – 36.

Evans, K. , P. Tyrer, J. Catalan, U. Schmidt, K. Davidson, J. Dent, P. Tata, S. Thornton, J. Barber, and S. Thompson. 1999. Manual-assisted cognitive-behaviour therapy (MACT): A randomized controlled trial of a brief intervention with bibliotherapy in the treatment of recurrent self-harm. *Psychological Medicine* 29(1):19 – 25.

Favazza, A. R. 1998. The coming of age of self-mutilation. *Journal of Nervous and Mental Disease* 186(5):259 – 68.

Favazza, A. R. , and K. Conterio. 1989. Female habitual self-mutilators. *Acta Psychiatrica Scandinavica* 79 (3):283 – 89.

Foa, E. B. , T. M. Keene, and M. J. Friedman, eds. 2004. *Effective*

Treatments for PTSD: Practice Guidelines from the International Society for Traumatic Stress Studies. Paperback ed. New York: The Guilford Press.

Geist, R., M. Heinmaa, D. Stephens, R. Davis, and D. Katzman. 2000. Comparison of family therapy and family group psychoeducation in adolescents with anorexia nervosa. *Canadian Journal of Psychiatry* 45(2):173 - 78.

Gratz, K. L. 2001. Measurement of deliberate self-harm: Preliminary data on the Deliberate Self-Harm Inventory. *Journal of Psychopathology and Behavioral Assessment* 23(4):253 - 63.

——. 2006. Risk factors for deliberate self-harm among female college students: The role and interaction of childhood maltreatment, emotional inexpressivity, and affect intensity/reactivity. *American Journal of Orthopsychiatry* 76(2): 238 - 50.

Gratz, K. L, and A. L. Chapman. 2007. The role of emotional responding and childhood maltreatment in the development and maintenance of deliberate self-harm among male undergraduates. *Psychology of Men and Masculinity* 8 (1):1 - 14.

Gratz, K. L., S. D. Conrad, and L. Roemer. 2002. Risk factors for deliberate self-harm among college students. *American Journal of Orthopsychiatry* 72 (1):128 - 40.

Gratz, K. L., and J. G. Gunderson. 2006. Preliminary data on an acceptance-based emotion regulation group intervention for deliberate self-harm among women with borderline personality disorder. *Behavior Therapy* 37(1):25 - 35.

Gunderson, J. G. 2001. *Borderline Personality Disorder: A Clinical Guide*. Washington, DC: American Psychiatric Publishing, Inc.

Gunderson, J. G., K. L. Gratz, E. C. Neuhaus, and G. W. Smith. 2005. Levels of care in treatment. In *The American Psychiatric Publishing Textbook of Personality Disorders*, 1st ed., ed. J. M. Oldham, A. E. Skodol, and D. S. Bender, 239 - 55. Washington, DC: American Psychiatric Publishing, Inc.

Hallahan, B., J. Hibbeln, J. Davis, and M. Garland. 2007. Omega-3 fatty acid supplementation in patients with recurrent self-harm: Single-centre double-blind randomised controlled trial. *British Journal of Psychiatry* 190: 118 – 22.

Hayes, S. C. , K. D. Strosahl, and K. G. Wilson. 1999. *Acceptance and Commitment Therapy: An Experiential Approach to Behavior Change.* New York: The Guilford Press.

Herpertz, S. , H. Sass, and A. Favazza. 1997. Impulsivity in self-mutilative behavior: Psychometric and biological findings. *Journal of Psychiatric Research* 31(4):451 – 65.

Herpertz, S. , S. M. Steinmeyer, D. Marx, A. Oidtmann, and H. Sass. 1995. The significance of aggression and impulsivity for self-mutila-tive behavior. *Pharmacopsychiatry* 28 (Suppl. 2):64 – 72.

Houston, K. , C. Haw, E. Townsend, and K. Hawton. 2003. General practitioner contacts with patients before and after deliberate self harm. *British Journal of General Practice* 53(490):365 – 70.

Jacobson, N. S. , K. S. Dobson, P. A. Truax, M. E. Addis, K. Koerner, J. K. Gollan, E. Gortner, and S. E. Prince. 1996. A component analysis of cognitive-behavioral treatment for depression. *Journal of Consulting and Clinical Psychology* 64(2):295 – 304.

Joiner, T. E. 2002. The trajectory of suicidal behavior over time. *Suicide and Life-Threatening Behavior* 32(1):33 – 41.

Kessler, R. C. , P. Berglund, O. Demler, R. Jin, K. R. Merikangas, and E. E. Walters. 2005. Lifetime prevalence and age-of-onset distributions of *DSM-IV* disorders in the National Comorbidity Survey Replication. *Archives of General Psychiatry* 62:593 – 602.

Keuthen, N. , M. Jameson, R. Loh, T. Deckersbach, S. Wilhelm, and D. D. Dougherty. 2007. Open-label escitalopram treatment for patho-logical skin picking. *International Clinical Psychopharmacology* 22(5):268 – 74.

Kleindienst, N. , M. Bohus, P. Ludäscher, M. F. Limberger, K. Kuenkele, U. W. Ebner-Priemer, A. L. Chapman, M. Reicherzer, R. D. Stieglitz, and C. Schmahl. 2008. Motives for nonsuicidal self-injury among women with borderline personality disorder. *Journal of Nervous and Mental Disease* 196 (3):230 - 36.

Klonsky, E. D. , T. F. Oltmanns, and E. Turkheimer. 2003. Deliberate self-harm in a nonclinical population: Prevalence and psychological correlates. *American Journal of Psychiatry* 160(8):1501 - 08.

Laye-Gindhu, A. , and K. A. Schonert-Reichl. 2005. Nonsuicidal self-harm among community adolescents: Understanding the "whats" and "whys" of self-harm. *Journal of Youth and Adolescence* 34(5):447 - 57.

Levine, D. , E. Marziali, and J. Hood. 1997. Emotion processing in bor-derline personality disorders. *Journal of Nervous and Mental Disease* 185(4):240 - 46.

Linehan, M. M. 1993a. *Cognitive Behavioral Treatment of Borderline Personality Disorder.* New York: The Guilford Press.

——. 1993b. *Skills Training Manual for Treating Borderline Personality Disorder.* New York: The Guilford Press.

Linehan, M. M. , H. E. Armstrong, A. Suarez, D. Allmon, and H. L. Heard. 1991. Cognitive-behavioral treatment of chronically parasuicidal borderline patients. *Archives of General Psychiatry* 48(12):1060 - 64.

Linehan, M. M. , K. A. Comtois, A. M. Murray, M. Z. Brown, R. J. Gallop, H. L. Heard, K. E. Korslund, D. A. Tutek, S. K. Reynolds, and N. Lindenboim. 2006. Two-year randomized controlled trial and follow-up of dialectical behavior therapy vs. therapy by experts for suicidal behaviors and borderline personality disorder. *Archives of General Psychiatry* 63 (7):757 - 66.

Linehan, M. M. , H. Schmidt III, L. A. Dimeff, J. C. Craft, J. Kanter, and K. A. Comtois. 1999. Dialectical behavior therapy for patients with borderline personality disorder and drug-dependence. *American Journal on Addictions* 8 (4):279 - 92.

Mack, J. E. , ed. 1975. *Borderline States in Psychiatry.* New York: Grune and Stratton.

Marlatt, G. A. , and J. R. Gordon, eds. 1985. *Relapse Prevention:*

Maintenance Strategies in Treatment of Addictive Behaviors. New York: The Guilford Press.

Muehlenkamp, J. J., J. D. Swanson, and A. M. Brausch. 2005. Self-objectification, risk taking, and self-harm in college women. *Psychology of Women Quarterly* 29 (1):24 – 32.

Nada-Raja, S., K. Skegg, J. Langley, D. Morrison, and P. Sowerby. 2004. Self-harmful behaviors in a population-based sample of young adults. *Suicide and Life-Threatening Behavior* 34 (2):177 – 86.

Nock, M. K., and M. J. Prinstein. 2005. Contextual features and behavioral functions of self-mutilation among adolescents. *Journal of Abnormal Psychology* 114(1):140 – 46.

O'Loughlin, S., and J. Sherwood. 2005. A 20-year review of trends in deliberate self-harm in a British town, 1981 – 2000. *Social Psychiatry and Psychiatric Epidemiology* 40(6):446 – 53.

Paivio, S. C., and C. R. McCulloch. 2004. Alexithymia as a mediator between childhood trauma and self injurious behaviors. *Child Abuse and Neglect* 28 (3):339 – 54.

Parker, G., I. Parker, H. Brotchie, and S. Stuart. 2006. Interpersonal psychotherapy for depression? The need to define its ecological niche. *Journal of Affective Disorders* 95(1 – 3):1 – 11.

Pattison, E. M., and J. Kahan. 1983. The deliberate self-harm syndrome. *American Journal of Psychiatry* 140(7):867 – 72.

Rebok, G. W., M. C. Carlson, and J. B. S. Langbaum. 2007. Training and maintaining memory abilities in healthy older adults: Traditional and novel approaches. *Journals of Gerontology Series B: Psychological Sciences and Social Sciences* 62:53 – 61.

Rénéric, J., and M. Bouvard. 1998. Opioid receptor antagonists in psy-chiatry: Beyond drug addiction. *CNS Drugs* 10(5):365 – 82.

Resick, P. A., and K. S. Calhoun. 2001. Posttraumatic stress disorder. In *Clinical handbook of psychological disorders: A step-by-step treatment manual*, 3rd ed., ed. D. H. Barlow, 60 – 113. New York: The Guilford

Press.

Robin, A., P. Siegel, T. Koepke, A. Moye, and S. Tice. 1994. Family therapy versus individual therapy for adolescent females with anorexia nervosa. *Journal of Developmental and Behavioral Pediatrics* 15(2):111 – 16.

Robin, A. L., P. T. Siegel, and A. Moye. 1995. Family versus individual therapy for anorexia: Impact on family conflict. *International Journal of Eating Disorders* 17(4):313 – 22.

Robins, C. J., and A. L. Chapman. 2004. Dialectical behavior therapy: Current status, recent developments, and future directions. *Journal of Personality Disorders* 18(1):73 – 79.

Rocca, P., L. Marchiaro, E. Cocuzza, and F. Bogetto. 2002. Treatment of borderline personality disorder with risperidone. *Journal of Clinical Psychiatry* 63(3):241 – 44.

Rodham, K., K. Hawton, and E. Evans. 2004. Reasons for deliberate self-harm: Comparison of self-poisoners and self-cutters in a community sample of adolescents. *Journal of the American Academy of Child and Adolescent Psychiatry* 43(1):80 – 87.

Roth, A. S., R. B. Ostroff, and R. E. Hoffman. 1996. Naltrexone as a treatment for repetitive self-injurious behavior: An open-label trial. *Journal of Clinical Psychiatry* 57(6):233 – 37.

Ruedrich, S., T. Swales, C. Rossvanes, L. Diana, V. Arkadiev, and K. Lim. 2008. Atypical antipsychotic medication improves aggression, but not self-injurious behaviour, in adults with intellectual disabilities. *Journal of Intellectual Disability Research* 52(2):132 – 40.

Russ, M. J. 1992. Self-injurious behavior in patients with borderline personality disorder: Biological perspectives. *Journal of Personality Disorders* 6(1):64 – 81.

Safer, D. L., C. F. Telch, and W. S. Agras. 2001. Dialectical behavior therapy for bulimia nervosa. *American Journal of Psychiatry* 158(4):632 – 34.

Schalling, D. 1978. Psychopathy-related personality variables and the psychophysiology of socialization. In *Psychopathic behavior: Approaches to research*, ed. R. D. Hare and D. Schalling, 85 – 105. New York: John Wiley & Sons.

Schmidt, U. , and K. Davidson. 2003. *When Life Is Too Painful: Finding Options After Self-Harm*. London: Psychological Press.

Shapiro, F. , and M. S. Forrest. 1997. *EMDR: The Breakthrough "Eye Movement" Therapy for Overcoming Anxiety, Stress, and Trauma*. New York: Basic Books.

Shaw, S. N. 2002. Shifting conversations on girls' and women's self injury: An analysis of the clinical literature in historical context. *Feminism and Psychology* 12(2):191 – 219.

Simeon, D. , B. Stanley, A. Frances, J. J. Mann, R. Winchel, and M. Stanley. 1992. Self-mutilation in personality disorders: Psychological and biological correlates. *American Journal of Psychiatry* 149(2):221 – 26.

Simeon, D. , D. J. Stein, S. Gross, N. Islam, J. Schmeidler, and E. Hollander. 1997. A double-blind trial of fluoxetine in pathologic skin picking. *Journal of Clinical Psychiatry* 58(8):341 – 47.

Skegg, K. 2005. Self-harm. *Lancet* 366 (9495):1471 – 83.

Skodol, A. E. , J. G. Gunderson, B. Pfohl, T. A. Widiger, W. J. Livesley, and L. J. Siever. 2002. The borderline diagnosis I: Psychopathology, comorbidity, and personality structure. *Biological Psychiatry* 51(12):936 – 50.

Tangney, J. P. , and R. L. Dearing. 2002. *Shame and Guilt*. New York: The Guilford Press.

Taylor, S. , D. S. Thordarson, L. Maxfield, I. C. Federoff, K. Lovell, and J. Ogrodniczuk. 2003. Comparative efficacy, speed, and adverse effects of three PTSD treatments: Exposure therapy, EMDR, and relaxation training. *Journal of Consulting and Clinical Psychology* 71 (2):330 – 38.

Telch, C. F. , W. S. Agras, and M. M. Linehan. 2001. Dialectical behavior therapy for binge eating disorder. *Journal of Consulting and Clinical Psychology* 69(6):1061 – 65.

Tice, D. M. , E. Bratslavsky, and R. F. Baumeister. 2001. Emotional distress regulation takes precedence over impulse control: If you feel bad, do it! *Journal of Personality and Social Psychology* 80 (1):53 - 67.

Tyrer, P., B. Tom, S. Byford, U. Schmidt, V. Jones, K. Davidson, M. Knapp, A. MacLeod, and J. Catalan. 2004. Differential effects of Manual Assisted Cognitive Behavior Therapy in the treatment of recurrent deliberate self-harm and personality disturbance: The POPMACT Study. *Journal of Personality Disorders* 18(1):102 - 116.

Van, H. L., R. A. Schoevers, and J. Dekker. 2008. Predicting the outcome of antidepressants and psychotherapy for depression: A qualitative, systematic review. *Harvard Review of Psychiatry* 16(4):225 - 34.

Van Egmond, M., and R. F. W. Diekstra. 1989. The predictability of suicidal behavior: The results of a meta-analysis of published studies. In *Suicide and its prevention: The role of attitude and imitation*, ed. R. F. W. Diekstra, R. Maris, S. Platt, A. Schmidtke, and G. Sonneck, 37 - 61. Leiden, the Netherlands: E. J. Brill.

Walsh, B. W. 2006. *Treating Self-Injury: A Practical Guide.* New York: The Guilford Press.

Weissman, M. M., J. C. Markowitz, and G. L. Klerman. 2000. *Comprehensive Guide to Interpersonal Psychotherapy.* New York: Basic Books.

Welch, S. S. 2001. A review of the literature on the epidemiology of parasuicide in the general population. *Psychiatric Services* 52(3):368 - 75.

Wilson, G. T., C. M. Grilo, and K. M. Vitousek. 2007. Psychological treatment of eating disorders. *American Psychologist* 62(3):199 - 216.

Winchel, R. M., and M. Stanley. 1991. Self-injurious behavior: A review of the behavior and biology of self-mutilation. *American Journal of Psychiatry* 148 (3):306 - 15.

Witkiewitz, K., G. A. Marlatt, and D. D. Walker. 2005. Mindfulness-based relapse prevention for alcohol use disorders: The meditative tortoise wins the race. *Journal of Cognitive Psychotherapy* 19(3):221 - 28.

Young, J. E. 1994 *Cognitive Therapy for Personality Disorders: A Schema-*

Focused Approach. Sarasota, FL: Professional Resource Press.

Zanarini, M. C., and F. R. Frankenburg. 2003. Omega-3 fatty acid treatment of women with borderline personality disorder: A double-blind, placebo-controlled pilot study. *American Journal of Psychiatry* 160(1):167 – 69.

Zlotnick, C., J. I. Mattia, and M. Zimmerman. 1999. Clinical correlates of self-mutilation in a sample of general psychiatric patients. *Journal of Nervous and Mental Disease* 187(5):296 – 301.

Zoroglu, S. S., U. Tuzun, V. Sar, H. Tutkun, H. A. Savas, M. Ozturk, B. Alyanak, and M. E. Kora. 2003. Suicide attempt and self-muti-lation among Turkish high school students in relation with abuse, neglect, and dissociation. *Psychiatry and Clinical Neurosciences* 57(1):119 – 26.

译后记

　　自伤(Self-Harm)在大众眼中是不可思议的,在临床工作中也是被高度重视,甚至过度重视、谈之色变的。也许自伤太不符合人类"趋乐避苦"的本能,也许凡是似乎触及生命的行动都过于沉重,于是人们对自伤讳莫如深,或过分妖魔化。对此,我很希望这本书能够打破大众对自伤的迷思。需要特别强调的是,本书认为自伤是一种应对之策,自伤者并非意图自杀,而是为了更好地活。因此,只有真正坦然地直面自伤,才能了解真实的它,才能理解真实的她/他,才能不会因自伤而过于恐惧、愤怒、抑郁、自责……才能更有效地助人和自助。

　　自伤和所有的心理问题一样,背后的原因和机制相当复杂,它涉及生物原因(比如神经递质问题)、社会原因(比如对自伤同伴的观察学习),还有心理原因(比如负面情绪)。各类原因交互作用最终导致自伤行为发生,因此,绝不能使用简单的标签加以评判,比如"意志力差""不学好""太自私"等,否则会让自伤者更加迷失自己,进而加重自伤行为。

　　市面上关于自伤的中文书籍不多,讲得全面的更少。本书不仅包括与自伤相关的科学研究和进展、对自伤治疗或干预的专业介绍,还有帮助自伤者摆脱自伤的具体指导。在内容如此全面的基础上,本书读起来还特别通俗易懂,实属难得。本书既适合大众自助,同时也适合专业的心理工作人员,包括心理咨询师/治疗师、精神科医生、社工等参考学习。

　　最后,感谢再次合作的责任编辑白锋宇女士和帮我处理翻译上疑难杂症的郑珂茹女士,还有为本书写序和提供专业审校的吴志国医生和冯威医生。希望读者能从此书中获益,并针对发现的问题不吝指教。

邓雪滨

2024 年 4 月